全国科学技术名词审定委员会
公　布

全科医学与社区卫生名词
CHINESE TERMS IN GENERAL PRACTICE
AND COMMUNITY HEALTH

2014

医学名词审定委员会

全科医学与社区卫生名词审定分委员会

国家自然科学基金资助项目

科　学　出　版　社
北　京

内 容 简 介

　　本书是全国科学技术名词审定委员会审定公布的全科医学与社区卫生名词，内容包括：总论、社区常见临床问题、社区急诊、全科医疗服务、社区康复、社区公共卫生、社区护理、社区健康管理、社区健康教育与健康促进，以及社区卫生服务管理，共 10 部分，合计 1583 条。书末附有英汉、汉英两种索引，以便读者检索。本书公布的名词是科研、教学、生产、经营以及新闻出版等部门应遵照使用的全科医学与社区卫生规范名词。

图书在版编目(CIP)数据

全科医学与社区卫生名词/医学名词审定委员会全科医学与社区卫生名词审定分委员会编. —北京：科学出版社，2014.12
ISBN 978-7-03-042214-9

I. ①全… II. ①医… III. ①家庭医学–名词术语②社区–卫生保健–名词术语 IV. ①R4-61②R1-61

中国版本图书馆 CIP 数据核字(2014)第 243252 号

责任编辑：霍春雁　张玉森　沈红芬/责任校对：陈玉凤
责任印制：徐晓晨/封面设计：槐寿明

科学出版社 出版
北京东黄城根北街 16 号
邮政编码：100717
http://www.sciencep.com

北京厚诚则铭印刷科技有限公司 印刷

科学出版社发行　各地新华书店经销

*

2014 年 12 月第 一 版　　开本：787×1092 1/16
2020 年 5 月第二次印刷　　印张：10 1/2
字数：250000

定价：150.00 元
（如有印装质量问题，我社负责调换）

全国科学技术名词审定委员会
第六届委员会委员名单

特邀顾问：宋　健　许嘉璐　韩启德
主　　任：路甬祥
副 主 任：刘成军　曹健林　孙寿山　武　寅　谢克昌　林蕙青
　　　　　王　杰　刘　青
常　　委（以姓名笔画为序）：

王永炎	曲爱国	李宇明	李济生	沈爱民	张礼和	张先恩
张晓林	张焕乔	陆汝钤	陈运泰	金德龙	柳建尧	贺　化
韩　毅						

委　　员（以姓名笔画为序）：

卜宪群	王　正	王　巍	王　夔	王玉平	王克仁	王虹峥
王振中	王铁琨	王德华	卞毓麟	文允镒	方开泰	尹伟伦
尹韵公	石力开	叶培建	冯志伟	冯惠玲	母国光	师昌绪
朱　星	朱士恩	朱建平	朱道本	仲增墉	刘　民	刘大响
刘功臣	刘西拉	刘汝林	刘跃进	刘瑞玉	闫志坚	严加安
苏国辉	李　林	李　巍	李传夔	李国玉	李承森	李保国
李培林	李德仁	杨　鲁	杨星科	步　平	肖序常	吴　奇
吴有生	吴志良	何大澄	何华武	汪文川	沈　恂	沈家煊
宋　彤	宋天虎	张　侃	张　耀	张人禾	张玉森	陆延昌
阿里木·哈沙尼	阿迪雅	陈　阜	陈有明	陈锁祥	卓新平	
罗　玲	罗桂环	金伯泉	周凤起	周远翔	周应祺	周明鉴
周定国	周荣耀	郑　度	郑述谱	房　宁	封志明	郝时远
宫辉力	费　麟	胥燕婴	姚伟彬	姚建新	贾弘禔	高英茂
郭重庆	桑　旦	黄长著	黄玉山	董　鸣	董　琨	程恩富
谢地坤	照日格图	鲍　强	窦以松	谭华荣	潘书祥	

第四届医学名词审定委员会委员名单

主　　任：陈　竺

副 主 任：饶克勤　刘德培　贺福初　郑树森　王　宇　罗　玲

委　　员（以姓名笔画为序）：

于　欣　王　辰　王永明　王汝宽　李兆申　杨伟炎

沈　悌　张玉森　陈　杰　屈婉莹　胡仪吉　徐建国

曾正陪　照日格图　魏丽惠

秘 书 长：张玉森（兼）

全科医学与社区卫生名词审定分委员会委员名单

主　　任：杨秉辉

副 主 任：陈博文　李曼春

委　　员（以姓名笔画为序）：

王　仲　王家骥　吕姿之　刘继同　孙昕霙　杜雪平

杨文秀　励建安　祝墡珠　姚景鹏　顾　湲　崔树起

秘　　书：崔明明　钟　军

路甬祥序

我国是一个人口众多、历史悠久的文明古国，自古以来就十分重视语言文字的统一，主张"书同文、车同轨"，把语言文字的统一作为民族团结、国家统一和强盛的重要基础和象征。我国古代科学技术十分发达，以四大发明为代表的古代文明，曾使我国居于世界之巅，成为世界科技发展史上的光辉篇章。而伴随科学技术产生、传播的科技名词，从古代起就已成为中华文化的重要组成部分，在促进国家科技进步、社会发展和维护国家统一方面发挥着重要作用。

我国的科技名词规范统一活动有着十分悠久的历史。古代科学著作记载的大量科技名词术语，标志着我国古代科技之发达及科技名词之活跃与丰富。然而，建立正式的名词审定组织机构则是在清朝末年。1909 年，我国成立了科学名词编订馆，专门从事科学名词的审定、规范工作。到了新中国成立之后，由于国家的高度重视，这项工作得以更加系统地、大规模地开展。1950 年政务院设立的学术名词统一工作委员会，以及 1985 年国务院批准成立的全国自然科学名词审定委员会（现更名为全国科学技术名词审定委员会，简称全国科技名词委），都是政府授权代表国家审定和公布规范科技名词的权威性机构和专业队伍。他们肩负着国家和民族赋予的光荣使命，秉承着振兴中华的神圣职责，为科技名词规范统一事业默默耕耘，为我国科学技术的发展做出了基础性的贡献。

规范和统一科技名词，不仅在消除社会上的名词混乱现象，保障民族语言的纯洁与健康发展等方面极为重要，而且在保障和促进科技进步，支撑学科发展方面也具有重要意义。一个学科的名词术语的准确定名及推广，对这个学科的建立与发展极为重要。任何一门科学（或学科），都必须有自己的一套系统完善的名词来支撑，否则这门学科就立不起来，就不能成为独立的学科。郭沫若先生曾将科技名词的规范与统一称为"乃是一个独立自主国家在学术工作上所必须具备的条件，也是实现学术中国化的最起码的条件"，精辟地指出了这项基础性、支撑性工作的本质。

在长期的社会实践中，人们认识到科技名词的规范和统一工作对于一个国家的科技发展和文化传承非常重要，是实现科技现代化的一项支撑性的系统工程。没有这样一个系统的规范化的支撑条件，不仅现代科技的协调发展将遇到极大困难，而且在科技日益渗透人们生活各方面、各环节的今天，还将给教育、传播、交流、经贸等多方面带来困难和损害。

全国科技名词委自成立以来，已走过近20年的历程，前两任主任钱三强院士和卢嘉锡院士为我国的科技名词统一事业倾注了大量的心血和精力，在他们的正确领导和广大专家的共同努力下，取得了卓著的成就。2002年，我接任此工作，时逢国家科技、经济飞速发展之际，因而倍感责任的重大；及至今日，全国科技名词委已组建了60个学科名词审定分委员会，公布了50多个学科的63种科技名词，在自然科学、工程技术与社会科学方面均取得了协调发展，科技名词蔚成体系。而且，海峡两岸科技名词对照统一工作也取得了可喜的成绩。对此，我实感欣慰。这些成就无不凝聚着专家学者们的心血与汗水，无不闪烁着专家学者们的集体智慧。历史将会永远铭刻着广大专家学者孜孜以求、精益求精的艰辛劳作和为祖国科技发展做出的奠基性贡献。宋健院士曾在1990年全国科技名词委的大会上说过："历史将表明，这个委员会的工作将对中华民族的进步起到奠基性的推动作用。"这个预见性的评价是毫不为过的。

科技名词的规范和统一工作不仅仅是科技发展的基础，也是现代社会信息交流、教育和科学普及的基础，因此，它是一项具有广泛社会意义的建设工作。当今，我国的科学技术已取得突飞猛进的发展，许多学科领域已接近或达到国际前沿水平。与此同时，自然科学、工程技术与社会科学之间交叉融合的趋势越来越显著，科学技术迅速普及到了社会各个层面，科学技术同社会进步、经济发展已紧密地融为一体，并带动着各项事业的发展。所以，不仅科学技术发展本身产生的许多新概念、新名词需要规范和统一，而且由于科学技术的社会化，社会各领域也需要科技名词有一个更好的规范。另一方面，随着香港、澳门的回归，海峡两岸科技、文化、经贸交流不断扩大，祖国实现完全统一更加迫近，两岸科技名词对照统一任务也十分迫切。因而，我们的名词工作不仅对科技发展具有重要的价值和意义，而且在经济发展、社会进步、政治稳定、民族团结、国家统一和繁荣等方面都具有不可替代的特殊价值和意义。

最近，中央提出树立和落实科学发展观，这对科技名词工作提出了更高的要求。我们要按照科学发展观的要求，求真务实，开拓创新。科学发展观的本质与核心是以人为本，我们要建设一支优秀的名词工作队伍，既要保持和发扬老一辈科技名词工作者的优良传统，坚持真理、实事求是、甘于寂寞、淡泊名利，又要根据新形势的要求，面向未来、协调发展、与时俱进、锐意创新。此外，我们要充分利用网络等现代科技手段，使规范科技名词得到更好的传播和应用，为迅速提高全民文化素质做出更大贡献。科学发展观的基本要求是坚持以人为本，全面、协调、可持续发展，因此，科技名词工作既要紧密围绕当前国民经济建设形势，着重开展好科技领域的学科名词审定工作，同时又要在强调经济社会以及人与自然协调发展的思想指导下，开展好社会科学、文化教育和资源、生态、环境领域的科学名词审定工作，促进各个学科领域的相互融合和共同繁荣。科学发展观非常注重可持续发展的理念，因此，我们在不断丰富和发展已建立的科技名词体系的同时，还要进一步研究具有中国特色的术语学理论，以创建中国的术语学派。研究和建立中国特色的术语学理论，也是一种知识创新，是实现科技名词工作可持续发展的必由之路，我们应当为此付出更大的努力。

当前国际社会已处于以知识经济为走向的全球经济时代，科学技术发展的步伐将会越来越快。我国已加入世贸组织，我国的经济也正在迅速融入世界经济主流，因而国内外科技、文化、经贸的交流将越来越广泛和深入。可以预言，21世纪中国的经济和中国的语言文字都将对国际社会产生空前的影响。因此，在今后10到20年之间，科技名词工作就变得更具现实意义，也更加迫切。"路漫漫其修远兮，吾今上下而求索"，我们应当在今后的工作中，进一步解放思想，务实创新、不断前进。不仅要及时地总结这些年来取得的工作经验，更要从本质上认识这项工作的内在规律，不断地开创科技名词统一工作新局面，做出我们这代人应当做出的历史性贡献。

2004 年深秋

卢嘉锡序

科技名词伴随科学技术而生，犹如人之诞生其名也随之产生一样。科技名词反映着科学研究的成果，带有时代的信息，铭刻着文化观念，是人类科学知识在语言中的结晶。作为科技交流和知识传播的载体，科技名词在科技发展和社会进步中起着重要作用。

在长期的社会实践中，人们认识到科技名词的统一和规范化是一个国家和民族发展科学技术的重要的基础性工作，是实现科技现代化的一项支撑性的系统工程。没有这样一个系统的规范化的支撑条件，科学技术的协调发展将遇到极大的困难。试想，假如在天文学领域没有关于各类天体的统一命名，那么，人们在浩瀚的宇宙当中，看到的只能是无序的混乱，很难找到科学的规律。如是，天文学就很难发展。其他学科也是这样。

古往今来，名词工作一直受到人们的重视。严济慈先生 60 多年前说过，"凡百工作，首重定名；每举其名，即知其事"。这句话反映了我国学术界长期以来对名词统一工作的认识和做法。古代的孔子曾说"名不正则言不顺"，指出了名实相副的必要性。荀子也曾说"名有固善，径易而不拂，谓之善名"，意为名有完善之名，平易好懂而不被人误解之名，可以说是好名。他的"正名篇"即是专门论述名词术语命名问题的。近代的严复则有"一名之立，旬月踟蹰"之说。可见在这些有学问的人眼里，"定名"不是一件随便的事情。任何一门科学都包含很多事实、思想和专业名词，科学思想是由科学事实和专业名词构成的。如果表达科学思想的专业名词不正确，那么科学事实也就难以令人相信了。

科技名词的统一和规范化标志着一个国家科技发展的水平。我国历来重视名词的统一与规范工作。从清朝末年的科学名词编订馆，到 1932 年成立的国立编译馆，以及新中国成立之初的学术名词统一工作委员会，直至 1985 年成立的全国自然科学名词审定委员会(现已改名为全国科学技术名词审定委员会，简称全国名词委)，其使命和职责都是相同的，都是审定和公布规范名词的权威性机构。现在，参与全国名词委领导工作的单位有中国科学院、科学技术部、教育部、中国科学技术协会、国家自然科学基金委员会、新闻出版署、国家质量技术监督局、国家广播电影电视总局、国家知识产权局和国家语言文字工作委员会，这些部委各自选派了有关领导干部担任全国名词委的领导，有力地推动科技名词的统一和推广应用工作。

全国名词委成立以后，我国的科技名词统一工作进入了一个新的阶段。在第一任主任委员钱三强同志的组织带领下，经过广大专家的艰苦努力，名词规范和统一工作取得了显著的成绩。1992年三强同志不幸谢世。我接任后，继续推动和开展这项工作。在国家和有关部门的支持及广大专家学者的努力下，全国名词委15年来按学科共组建了50多个学科的名词审定分委员会，有1800多位专家、学者参加名词审定工作，还有更多的专家、学者参加书面审查和座谈讨论等，形成的科技名词工作队伍规模之大、水平层次之高前所未有。15年间共审定公布了包括理、工、农、医及交叉学科等各学科领域的名词共计50多种。而且，对名词加注定义的工作经试点后业已逐渐展开。另外，遵照术语学理论，根据汉语汉字特点，结合科技名词审定工作实践，全国名词委制定并逐步完善了一套名词审定工作的原则与方法。可以说，在20世纪的最后15年中，我国基本上建立起了比较完整的科技名词体系，为我国科技名词的规范和统一奠定了良好的基础，对我国科研、教学和学术交流起到了很好的作用。

在科技名词审定工作中，全国名词委密切结合科技发展和国民经济建设的需要，及时调整工作方针和任务，拓展新的学科领域开展名词审定工作，以更好地为社会服务、为国民经济建设服务。近些年来，又对科技新词的定名和海峡两岸科技名词对照统一工作给予了特别的重视。科技新词的审定和发布试用工作已取得了初步成效，显示了名词统一工作的活力，跟上了科技发展的步伐，起到了引导社会的作用。两岸科技名词对照统一工作是一项有利于祖国统一大业的基础性工作。全国名词委作为我国专门从事科技名词统一的机构，始终把此项工作视为自己责无旁贷的历史性任务。通过这些年的积极努力，我们已经取得了可喜的成绩。做好这项工作，必将对弘扬民族文化，促进两岸科教、文化、经贸的交流与发展做出历史性的贡献。

科技名词浩如烟海，门类繁多，规范和统一科技名词是一项相当繁重而复杂的长期工作。在科技名词审定工作中既要注意同国际上的名词命名原则与方法相衔接，又要依据和发挥博大精深的汉语文化，按照科技的概念和内涵，创造和规范出符合科技规律和汉语文字结构特点的科技名词。因而，这又是一项艰苦细致的工作。广大专家学者字斟句酌，精益求精，以高度的社会责任感和敬业精神投身于这项事业。可以说，全国名词委公布的名词是广大专家学者心血的结晶。这里，我代表全国名词委，向所有参与这项工作的专家学者们致以崇高的敬意和衷心的感谢！

审定和统一科技名词是为了推广应用。要使全国名词委众多专家多年的劳动成果——规范名词，成为社会各界及每位公民自觉遵守的规范，需要全社会的理解和支持。国务院和 4 个有关部委〔国家科委(今科学技术部)、中国科学院、国家教委(今教育部)和新闻出版署〕已分别于 1987 年和 1990 年行文全国，要求全国各科研、教学、生产、经营以及新闻出版等单位遵照使用全国名词委审定公布的名词。希望社会各界自觉认真地执行，共同做好这项对于科技发展、社会进步和国家统一极为重要的基础工作，为振兴中华而努力。

值此全国名词委成立 15 周年、科技名词书改装之际，写了以上这些话。是为序。

卢嘉锡

2000 年夏

钱 三 强 序

科技名词术语是科学概念的语言符号。人类在推动科学技术向前发展的历史长河中，同时产生和发展了各种科技名词术语，作为思想和认识交流的工具，进而推动科学技术的发展。

我国是一个历史悠久的文明古国，在科技史上谱写过光辉篇章。中国科技名词术语，以汉语为主导，经过了几千年的演化和发展，在语言形式和结构上体现了我国语言文字的特点和规律，简明扼要，蓄意深切。我国古代的科学著作，如已被译为英、德、法、俄、日等文字的《本草纲目》、《天工开物》等，包含大量科技名词术语。从元、明以后，开始翻译西方科技著作，创译了大批科技名词术语，为传播科学知识，发展我国的科学技术起到了积极作用。

统一科技名词术语是一个国家发展科学技术所必须具备的基础条件之一。世界经济发达国家都十分关心和重视科技名词术语的统一。我国早在 1909 年就成立了科学名词编订馆，后又于 1919 年中国科学社成立了科学名词审定委员会，1928 年大学院成立了译名统一委员会。1932 年成立了国立编译馆，在当时教育部主持下先后拟订和审查了各学科的名词草案。

新中国成立后，国家决定在政务院文化教育委员会下，设立学术名词统一工作委员会，郭沫若任主任委员。委员会分设自然科学、社会科学、医药卫生、艺术科学和时事名词五大组，聘请了各专业著名科学家、专家，审定和出版了一批科学名词，为新中国成立后的科学技术的交流和发展起到了重要作用。后来，由于历史的原因，这一重要工作陷于停顿。

当今，世界科学技术迅速发展，新学科、新概念、新理论、新方法不断涌现，相应地出现了大批新的科技名词术语。统一科技名词术语，对科学知识的传播，新学科的开拓，新理论的建立，国内外科技交流，学科和行业之间的沟通，科技成果的推广、应用和生产技术的发展，科技图书文献的编纂、出版和检索，科技情报的传递等方面，都是不可缺少的。 特别是计算机技术的推广使用，对统一科技名词术语提出了更紧迫的要求。

为适应这种新形势的需要，经国务院批准，1985 年 4 月正式成立了全国自然科学名词审定委员会。委员会的任务是确定工作方针，拟定科技名词术语审定工作计划、实施方案和步骤，组织审定自然科学各学科名词术语，并予以公布。根据国务院授权，委员会审定公布的名词术语，科研、教学、生产、经营以及新闻出版等各部门，均应遵照使用。

全国自然科学名词审定委员会由中国科学院、国家科学技术委员会、国家教育委员会、中国科学技术协会、国家技术监督局、国家新闻出版署、国家自然科学基金委员会分别委派了正、副主任担任领导工作。在中国科协各专业学会密切配合下，逐步建立各专业审定分委员会，并已建立起一支由各学科著名专家、学者组成的近千人的审定队伍，负责审定本学科的名词术语。我国的名词审定工作进入了一个新的阶段。

这次名词术语审定工作是对科学概念进行汉语订名，同时附以相应的英文名称，既有我国语言特色，又方便国内外科技交流。通过实践，初步摸索了具有我国特色的科技名词术语审定的原则与方法，以及名词术语的学科分类、相关概念等问题，并开始探讨当代术语学的理论和方法，以期逐步建立起符合我国语言规律的自然科学名词术语体系。

统一我国的科技名词术语，是一项繁重的任务，它既是一项专业性很强的学术性工作，又涉及亿万人使用习惯的问题。审定工作中我们要认真处理好科学性、系统性和通俗性之间的关系；主科与副科间的关系；学科间交叉名词术语的协调一致；专家集中审定与广泛听取意见等问题。

汉语是世界五分之一人口使用的语言，也是联合国的工作语言之一。除我国外，世界上还有一些国家和地区使用汉语，或使用与汉语关系密切的语言。做好我国的科技名词术语统一工作，为今后对外科技交流创造了更好的条件，使我炎黄子孙，在世界科技进步中发挥更大的作用，做出重要的贡献。

统一我国科技名词术语需要较长的时间和过程，随着科学技术的不断发展，科技名词术语的审定工作，需要不断地发展、补充和完善。我们将本着实事求是的原则，严谨的科学态度做好审定工作，成熟一批公布一批，提供各界使用。我们特别希望得到科技界、教育界、经济界、文化界、新闻出版界等各方面同志的关心、支持和帮助，共同为早日实现我国科技名词术语的统一和规范化而努力。

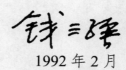

1992 年 2 月

前　言

　　全科医学是 20 世纪六七十年代于欧美发达国家兴起的一门新型的临床医学分科。由于其承载着医学模式转化的理念，不但正如其名称一样涉及临床医学的许多学科，还涉及预防医学、心理学、社会科学等内容。全科医学也是社区卫生服务的适宜技术，两者关系至为密切。如今，全科医学在我国方兴未艾，社区卫生服务又是我国政府卫生政策中关注的重点，由于在许多实际工作中对名词词义的理解不一，"词不达意"的结果常使工作受到影响。因此，审定全科医学与社区卫生名词确有必要。

　　全国科学技术名词审定委员会委托中华医学会全科医学分会和中国社区卫生协会承担了本学科的名词审定工作。全科医学与社区卫生名词审定分委员会由京、津、沪三地的两学会资深学者组成，于 2006 年秋开始审定工作，迄今已经八年有余。分委员会首先在北京召开会议，讨论了审定内容，会上大家一致认为全科医学与社会卫生工作所涉及的护理学、康复医疗、急救医学及卫生管理诸内容亦应纳入，于是又增补了若干相关学科的专家参与审定工作。2006 年底全体专家又齐聚北京，商讨审定大纲和入选条目的原则，并分为临床、公共卫生、社区三大部分，还确定了审定负责人、联络人、会议制度等项事宜。

　　自 2007 年初开始正式进入审定编写过程，历时一年多，至 2008 年底收全所有稿件。在此后的 3 年中，分委员会每年在北京召开例会，对稿件进行会审讨论，并根据讨论意见，再进行修订。几年中数易其稿，较大改动就有两次。

　　根据全国科学技术名词审定委员会的相关规定，初审稿件于 2010 年送由中华医学会全科医学分会及中国社区卫生协会推荐的、分布于全国各地的、共 30 位相关专家及部分全科医生与基层卫生工作者审阅。然后，又呈送我国全科医学领域权威专家祝墘珠教授和社区卫生领域权威专家李长明教授复审，二位教授仔细审阅了全稿，并提出了许多宝贵的意见。所提意见，经本学科审定分委员会研究后逐一进行处理，最后由杨秉辉教授等做相应修订。

　　本名词未包括中医学之相关内容，因事先曾探询中医学会之意见，获知中医同道将另行编纂名词解释，故未涉及。

　　在数年的审定工作中，得到了全科医学界专家和学者的高度关注与热情支持，得到了全国医学名词审定委员会的指导和帮助，在此一并致谢。希望本版全科医学与社区卫生名词能充分发挥规范名词的作用，并希望各界人士在使用中提出宝贵意见，以便今后再版时修订。

全科医学与社区卫生名词审定分委员会

2014 年 9 月

编 排 说 明

一、本批公布的是全科医学与社区卫生名词，共 1583 条，每条名词均给出了定义或注释。

二、全书分 10 部分：总论、社区常见临床问题、社区急诊、全科医疗服务、社区康复、社区公共卫生、社区护理、社区健康管理、社区健康教育与健康促进、社区卫生服务管理。

三、正文按汉文名所属学科的相关概念体系排列。汉文名后给出了与该词概念相对应的英文名。

四、每个汉文名都附有相应的定义或注释。定义一般只给出其基本内涵，注释则扼要说明其特点。当一个汉文名有不同的概念时，则用(1)、(2)……表示。

五、一个汉文名对应几个英文同义词时，英文词之间用"，"分开。

六、凡英文词的首字母大、小写均可时，一律小写；英文除必须用复数者，一般用单数形式。

七、"[ ]"中的字为可省略的部分。

八、主要异名和释文中的条目用楷体表示。"全称"、"简称"是与正名等效使用的名词；"又称"为非推荐名，只在一定范围内使用；"俗称"为非学术用语；"曾称"为被淘汰的旧名。

九、正文后所附的英汉索引按英文字母顺序排列；汉英索引按汉语拼音顺序排列。所示号码为该词在正文中的序码。索引中带"*"者为规范名的异名或在释文中出现的条目。

目　　录

01. 总　　论

01.001　全科医学　general practice
又称"家庭医学(family medicine)"。基于现代医学模式和目标，以健康为中心，在社区卫生服务领域，面向界定的个人、家庭与社区，整合生物医学、行为科学与社会科学最新成果为一体，提供连续性、协调性、可及性服务的综合性临床二级学科。

01.002　全科医疗　general practice
又称"家庭医疗(family practice)"。以全科医学理论、知识与技能为患者、家庭和社区人群提供的基本医疗卫生服务。

01.003　卫生保健　health care
为改善和维护人群健康，由专业人员提供的与健康评估、疾病管理、健康教育及健康促进等相关的活动。

01.004　基本卫生保健　primary health care, PHC
曾称"初级卫生保健"。依靠切实可行、学术可靠、广大群众能普遍接受的方法和技术，通过社区的个人和家庭的积极参与而得到普及，且国家、社会和个人能够负担的最基本的、人人都应该得到的、体现了社会平等权利的卫生保健服务。是实现人人享有卫生保健目标的基本策略和基本途径。

01.005　社区　community
由若干社会群体(家庭、氏族)或社会组织(机关、团体)聚集在某一地域里所形成的一个相互关联的集体。

01.006　社区卫生　community health
运用临床医学、预防医学、流行病学、统计学、人类学、社会学等学科的理论和方法，根据社区主要健康问题，制订适当的社区卫生发展计划，开展社区基本医疗和基本公共卫生服务，改善社区人群的健康水平、促进社区健康的总和。

01.007　社区卫生服务　community health service
以基层卫生机构为主体、全科医师为骨干，合理使用社区资源和适宜技术；以健康为中心、家庭为单位、社区为范围、需求为导向；以妇女、儿童、老年人、慢性病患者、残疾人等为重点；以解决社区主要卫生问题，满足基本卫生服务需求为目的；融预防、医疗、保健、康复、健康教育、计划生育技术服务等为一体的，有效、经济、方便、综合、连续的基层卫生服务。

01.008　社区卫生诊断　community health diagnosis
运用临床医学、社会学、人类学、预防医学、流行病学、统计学等学科的研究方法，对一定时期内社区的主要卫生问题、健康需求及其影响因素、社区卫生服务的提供与利用以及社区卫生资源配置等情况进行的评价。

01.009　生命周期健康管理　lifecycle health management
又称"生命全程健康管理(life span health management)"。根据生命周期各个阶段特定的健康危险因素，提供相应预防和干预措施的服务。

01.010　社区参与　community participation

社区力量共同对社区卫生服务需求做出评价、决策和干预的行动。

01.011　社区卫生服务中心　community health center
以社区、家庭和居民为服务对象的，提供综合性、主动性、连续性、可及性和协调性社区卫生服务的非营利性机构。

01.012　社区卫生服务站　community health station
与社区卫生服务中心存在隶属关系或业务辐射关系的规模较小的社区卫生服务机构。

01.013　医院全科医疗科　general practice department in hospital
在医院中开设的由全科医师提供全科医学服务的科室。

01.014　医院社会服务部　department of social service in hospital
又称"医院社会工作部"。医院中专门提供社会服务工作的部门。

01.015　护理院　nursing home
为失去生活自理能力，以及需要给予照料的慢性病患者，提供的具有入住设施，以康复护理及生活照顾为主、兼有初级和姑息医疗的机构。

01.016　社区医生　community doctor
关注特定社区人群健康状况，为社区人群提供基本卫生服务的医生。

01.017　全科医师　general practitioner, GP
又称"家庭医师(family physician)""家庭医生(family doctor)"。临床医学毕业生，经过全科医学专业住院医师规范化培训或医师经在职全科医学专业培训后转岗，并通过国家级全科医师资格考试，主要在社区卫生服务机构向个人、家庭和社区提供全科医疗服务的医师。

01.018　全科医师资格　qualification of general practitioner
又称"家庭医师资格(qualification of family physician)"。临床医学毕业生经全科医学专业住院医师规范化培训或医师经在职全科医学专业培训后转岗，通过国家级考试，获得的全科医师执业资格。

01.019　五星级医生　"five-star" doctor
世界卫生组织提出的具备卫生服务提供者、临床决策者、沟通者、社区领袖和管理者这五项基本职能的医生。

01.020　赤脚医生　barefoot doctor
20世纪六七十年代在中国农村中接受过基本医疗卫生知识和技能培训，为当地农民防治常见疾病，又不脱离生产劳动的乡村卫生员。如今经过进一步培训和考核，部分已成为乡村医生。

01.021　乡村医生　village doctor
经培训基本达到中等专业医学毕业生水平，并考试合格后依法取得执业证书，在乡村医疗卫生机构从事预防、保健和医疗卫生服务的医生。

01.022　首诊医生　first contact doctor
就医或寻求预防服务和健康咨询时所接触的第一位医生。

01.023　健康守门人　gatekeeper for health
基于分级医疗制度，承担着社区居民的基本医疗和基本公共卫生的职责，管理与协调患者利用专科服务和大医院服务，并具有对居民的健康和有限的卫生费用进行双重把关责任的全科医师。

01.024　主治医师　attending physician

在临床服务中具有独立工作能力，并对某一个患者负有主管责任的医生。

01.025　代理医生　locum tenens
在某一段时间内受命代替某个或某些医生承担照顾患者责任的正式医生。

01.026　社区护士　community nurse
在社区卫生服务机构中提供护理服务的护士的统称。

01.027　团队合作　team work
不同专业背景的人员，为了同一目标人群而团结协作的服务方式。在社区卫生服务中通常以团队合作的组织形式(一般由全科医师、预防保健人员和社区护士等组成)为一定的居民提供社区卫生服务。

01.028　核心型团队　core team
以全科医师为指导，由社区护士、预防保健人员等组成的社区卫生服务的基本团队形式。

01.029　扩充型团队　expansion team
在核心型团队的基础上，扩充专职或兼职的中医医师、心理医生、药剂师、助产士、康复治疗师、营养师、护工、社会工作者以及志愿者等而成的社区卫生服务团队。

01.030　特定团队　*ad hoc* team
根据需要，为某个患者或某一事件组成的团队形式的临时服务小组。

01.031　分担式照顾　shared care
由一位以上的卫生专业人员参与照顾同一个患者的合作服务形式。

01.032　缓和照顾　palliative care
患者所患疾病已无法进行治疗时，向其提供的镇痛、退热、营养支持等措施及相应的心理、社会方面的照顾。

01.033　临终关怀　hospice care
在不可治愈的疾病晚期，向患者及其家庭提供的适应其生理、心理和社会需求的照顾。

01.034　长期照顾　long-term care, LTC
由医务人员在医院、护理院、社区或患者家中为患者、老年人、残疾人提供的长期医疗、护理与康复的服务；或者民政部门或社会保障机构向失能者提供的照顾。

01.035　首诊服务　first contact service
患者进入卫生服务系统最先接触的医疗卫生服务。一般为社区的基层医疗保健服务。

01.036　非正规卫生服务　informal health service
由非专业人员(如家庭成员、邻居、朋友或者志愿者)提供的与医疗卫生相关的一些照顾。

01.037　一体化卫生服务　integrated health service
利用卫生保健系统中不同机构间的协调合作与转诊，对患者的预防、治疗、康复、健康促进等形成的连续性整体卫生服务。

01.038　健康　health
由世界卫生组织提出的，没有疾病或衰弱，且身体、心理都和社会适应的完好状态。

01.039　健康问题　health problem
由患者自己或卫生服务提供者确定的与患者健康相关的问题。包括疾病、症状、身体不适，或影响健康的心理和社会问题等。

01.040　健康相关生活质量　health-related quality of life, HRQL
以与健康相关的临床状况、功能状况以及生活满意度为基础，来评价生活质量的一种新的健康测量技术。是生活质量的一个分类。

01.041 医学模式 medical model
人类在与疾病抗争和认识自身生命过程的实践中得出的对医学的总体认识。是医学整体的思维方法和解释、处理医学问题的方式。

01.042 以疾病为中心的服务 disease-centered care
仅从本学科领域的局部视野处理临床问题，忽视患者整体健康的持久维护，难以全面满足患者需求的医疗服务。

01.043 以患者为中心的服务 patient-centered care
在生物–心理–社会医学模式下，充分尊重每一位患者，正确处理治疗疾病与管理患者的关系，对患者做出整体评价和个体化干预计划，在诊疗中同时了解患者的病情、就诊目的、期望、担心、情感状态、文化价值观及有关就医背景等的服务。

01.044 医学目的 goal of medicine
医学事业的主要使命。包括预防疾病与损伤、促进与维持健康、治疗与照料患者，解除疾病引起的痛苦、避免过早死亡和促成安详死亡等。

01.045 医疗执业 professional practice of medical
医生、护士、医疗技术、药剂等专业人员在获得执业许可的前提下，按专业开展工作的过程。

01.046 人性化照顾 personalized care
在医疗服务中将患者看作有思想、有感情、有社会存在的人，全面考虑患者的生理、心理、社会需求并努力予以解决的医疗服务。

01.047 综合性照顾 comprehensive care
全科医师为居民提供的全方位服务。服务内容包括医疗、预防、康复和健康促进，服务层面涉及生理、心理和社会文化各个方面，服务方式可利用一切对服务对象有利的方式与工具。

01.048 主动性照顾 initiative care
全科医师根据居民的健康状况和卫生服务需要，按照社区卫生服务的目标、价值观和各项服务规范，主动为居民提供相应的解决居民健康问题的服务。

01.049 连续性照顾 continuity of care
全科医师对居民提供从生到死的持续性全过程服务。包括人生各阶段的保健和疾病各阶段的一、二、三级预防，基本医疗和社区康复。

01.050 协调性照顾 coordinated care
全科医师根据掌握的各类专科医疗信息，协调社区卫生资源及患者家庭资源，为患者及社区人群提供可共同使用的卫生服务。

01.051 可及性照顾 accessible care
全科医师对居民提供的地理接近、使用方便、关系亲切、结果有效，以及价格便宜等一系列使人易于接受的服务。

01.052 卫生服务公平性 equity in health service
按照卫生需要公正、平等地分配各种可利用的卫生资源，使整个人群(包括不同收入、不同种族、不同性别等)都能有相同机会从中受益的服务。

01.053 卫生服务适宜性 health service appropriateness

提供适合人群需要与费用适当的卫生服务。

01.054　社区卫生服务适宜技术　appropriate technology for community health service
社区所有个人和家庭负担得起的、可普遍获得的、安全有效的卫生服务技术。

01.055　疾病　disease
机体在一定条件下，受病因作用后，其结构与功能发生异常状况，并产生症状或不良后果的过程。

01.056　患者　patient
又称"病人"。由于各种原因引起了生理和(或)心理病理变化的人。

01.057　患者参与　patient participation
又称"病人参与"。让被服务者参与卫生服务的过程。如疾病诊疗过程中患者的知情同意及分担自己的责任。

01.058　患者小组　patient group
又称"病人小组"。由某种慢性病患者组成，旨在分享康复体验、自我保健与就医经验等，以相互鼓励、共同改善健康状况与促进康复为目的的小组。

01.059　患者权利　patient right
又称"病人权利"。患者在使用医疗卫生服务时的权利。如知情同意、选择服务者、要求保密和维持尊严以及了解服务相关信息等。

01.060　患者教育　patient education
又称"病人教育"。医生在诊疗过程中对患者进行的有针对性的教育。目的是使患者理解与其健康问题相关的预防、治疗和康复措施，以便促成患者的自我保健意识，增加对治疗措施的依从性。

01.061　病患行为　illness behavior
患者对异常的精神或躯体信号做出的行为反应。

01.062　就医行为　behavior of seeking medical care
自感患病后采取的寻医行为。包括自我医疗、向他人咨询、到不同级别或类型的医疗机构就医等。

01.063　顺应性　compliance
患者履行医生有关医疗或其他相关忠告的程度。表明了患者与医生合作的主动性或自觉性。

01.064　医患关系　doctor-patient relationship
在医疗过程中，医务人员及其医疗机构与患者及其家属之间构成的一种双向的人际关系。

01.065　医患沟通　doctor-patient communication
医患双方通过语言、文字、行为、感情等方式相互传递信息的过程。

01.066　患者满意度　patient satisfaction
由患者主观判断获得的卫生服务满足其需求和期望的程度。

01.067　家庭结构　family structure
家庭组成和类型及各成员间的相互关系。包括外部结构和内部结构两部分。影响到经济负担、人际关系、家庭的资源、功能及疾病传播等因素。

01.068　家庭角色　family role
家庭成员在家庭中的特定身份。代表着他在家庭中所应履行的职能，反映出他在家庭中的相对位置及与其他成员间的相互关系。

01.069　家系图　pedigree chart, family geno-gram, family tree

依据家庭有关的信息，建立的描述家庭结构、家庭关系、成员间遗传学关系或高发疾病的联系及重要事件等的图形。

01.070　核心家庭　nuclear family

通常由一代人或两代人组成的家庭，即由父母(或父，或母)及其未婚子女或无子女夫妇家庭，或养父母与养子女组成的家庭。

01.071　家庭功能　family function

家庭对个人与社会的作用。如抚养和赡养功能，满足感情需要功能，满足生殖生理需要的功能，社会化需要功能及赋予成员地位的功能等。

01.072　家庭照顾　family care

全科医师以家庭为对象提供的服务。了解并评价家庭结构、功能与周期，发现其中对家庭成员的潜在健康威胁，并通过适当的咨询、干预使之化解，以改善家庭功能。

01.073　家庭生活周期　family life cycle

家庭遵循社会与自然规律所经历的产生、发展和消亡的过程。按照时间和特征将家庭生活分为数个阶段。每个阶段包含了正常的和可预见的变化。

01.074　家庭访视　home visit

医疗人员或公共卫生人员到居民家中处理健康问题或获取有关患者及其家庭相关健康信息的服务。

01.075　家庭暴力　home violence

行为人以殴打、捆绑、残害、强行限制人身自由或者其他手段，给其家庭成员的身体、精神等方面造成一定伤害后果的行为。

01.076　转诊　referral

社区卫生服务机构在医疗工作中将疑难、复杂、危重病例转介至大中型综合医院、专科医院诊疗的过程；或医院将确诊的慢性病病例和经过一定阶段治疗后病情稳定的病例转至社区卫生服务机构继续治疗和康复的过程。

01.077　双向转诊　two-way referral

一种规范基层医疗机构与大中型医疗机构、专科医院之间患者有序流动的管理制度。

01.078　健康档案　health file

对居民的健康状况及其发展变化，以及影响健康的有关因素和接受卫生保健服务的过程进行记录的系统化信息。包括居民健康档案、家庭健康档案和社区健康档案。

01.079　居民健康档案　resident health file

医疗卫生机构为城乡居民提供医疗卫生服务过程中的规范记录。是以居民个人健康为主要内容、贯穿整个生命过程、涵盖各种健康相关因素，满足居民自我保健和健康管理、健康决策需要的系统化信息。

01.080　家庭健康档案　family health file

以家庭为单位，记录其家庭及各成员在医疗保健活动中产生的有关健康状况、疾病动态、预防保健服务利用情况等信息。

01.081　社区健康档案　community health file

以社区为单位，收集和记录的反映社区主要健康特征、主要危险因素、环境特征、卫生资源供给、卫生服务提供和利用状况等信息。

01.082　卫生服务需要　health care need

在不考虑实际支付能力的情况下，从民众的健康状况出发，由专业人员和政府部门判断其需要获得的、合理的卫生服务数量与质量。

01.083　卫生服务需求　health service demand
民众愿意并能够支付得起的卫生服务数量与质量，或实际利用的卫生服务数量与质量。即有支付能力的需要。

01.084　需求评价　need assessment
通过确认和分析民众对卫生服务的需要和受众人群的特点，以及对卫生服务需要与卫生服务需求二者的评价，所制订的满足民众需求的卫生服务计划。

01.085　社会保障　social security
国家或社会依法建立的、具有经济福利性和社会化的国民生活保障系统。包括社会保险、社会救济、社会福利、优抚安置、医疗保障、政府补助、社会互助等。

01.086　社会福利　social welfare
国家为满足其公民对社会、经济、教育和健康需求而建立的社会服务项目、津贴和服务体系的总和。

01.087　社会救助　social assistance
政府对有救助需要的人群提供的免费服务和收入保障机制。经费来源主要是政府财政开支。

01.088　个案工作　case work
社会工作者为个人和家庭提供的面对面的专业服务。

01.089　群体工作　group work
社会工作者为有相似兴趣或共同问题而聚集起来的小规模群体所提供的专业服务的总称。

01.090　社会工作　social work
为个人、家庭、社区、群体、组织提供的社会层面上需要的专业服务，如信息管理、建立和维持专业联系等工作。

01.091　医务社会工作　medical social work
在医疗照顾和健康照顾中，由社会工作者提供的专业服务。

01.092　医务社会工作者　medical social worker
在医疗照顾和健康照顾中为个人、家庭、群体和社区提供服务的专业社会工作人员。是基层卫生服务团队的重要成员。

01.093　公共卫生社会工作　public health social work
社会工作者为改善人群的健康状况而提供的专业社会服务。

01.094　艾滋病社会工作　AIDS social work
社会工作者为预防艾滋病，关怀艾滋病感染者、患者和遗孤的健康状况而提供的专业社会服务。

01.095　医院社会工作　hospital social work
社会工作者为住院患者，门、急诊患者，家属和医护人员提供的社会服务。

01.096　危机干预　crisis intervention
社会工作者为处于危机中的患者、家属和其他服务对象提供的有效应对危机的服务工作。

01.097　三级预防　tertiary prevention
根据疾病的进程开展的三个级别的预防工作。包括无病时的一级预防(健康促进和特定疾病预防)，疾病早期的二级预防(筛查及早期诊治)，疾病后期的三级预防(减少死亡、减轻残疾)。

01.098　中华医学会全科医学分会　Chinese Society of General Practice, Chinese Medical Association
在中华医学会中设立的，由全国全科医学工

作者自愿组成并依法登记成立的学术性、公益性、非营利性二级分支机构。成立于 1993 年 11 月，1995 年 8 月正式成为世界全科医师组织成员。

01.099　中国医师协会全科医师分会　Chinese Association of General Practitioners, Chinese Medical Doctor Association
中国医师协会设立的负责促进学科交流，维护全科医师的合法权益，为制定行业标准、规范资格认证、建立培训基地、开展继续医学教育、探索全科医师队伍管理的新模式和新方法的二级分支机构。成立于 2003 年 12 月。

01.100　中国社区卫生协会　Community Health Association of China, CHAC
国家民政部和卫生部正式批准的国家一级协会。是行业性、学术性、非营利性的法人社会团体，成立于 2007 年 7 月。

01.101　世界全科医师组织　World Organization of National Colleges, Academies and Academic Associations of General Practitioners, WONCA
国际全科医师的学术组织。是世界卫生组织在社区卫生方面的高级顾问与工作伙伴，1972 年在澳大利亚墨尔本成立，目前有 99 个国家的 119 个团体会员。

02. 社区常见临床问题

02.001　发热　fever
各种原因导致体温升高，超出正常范围的情况。

02.002　皮肤黏膜出血　mucocutaneous hemorrhage
因机体凝血功能障碍，所引起的全身性或局限性皮肤黏膜自发性出血的现象。

02.003　盗汗　night sweating
病理情况下睡眠中不知不觉出汗的现象。

02.004　水肿　edema
过多的液体积聚在组织间隙，致使组织肿胀的现象。

02.005　淋巴结肿大　lymphadenectasis
淋巴结直径超过正常大小(0.2～0.5cm)的现象。

02.006　皮疹　skin rash, skin eruption
疾病在体表所呈现的各种红或暗红、高出或不高出、散在或成片的皮肤损害。

02.007　胸痛　chest pain
胸腔内外的器质性或功能性疾病所表现出的疼痛。

02.008　心悸　palpitation, cardiopalmus, tremor cordis
自觉心脏跳动的不适感，常伴有心律及心脏搏出量改变的现象。

02.009　发绀　cyanosis
血液中还原血红蛋白增多，使皮肤和黏膜呈青紫色的现象。以口唇、鼻尖、颊部与甲床等处较为明显。

02.010　呼吸困难　dyspnea
患者主观上有空气不足或呼吸费力的感觉，客观上表现出呼吸用力，张口耸肩的现象。常伴有呼吸频率、深度和节律的异常。

02.011 咳嗽 cough

呼吸肌、膈肌与腹肌同时快速收缩，肺内气流高压喷射，冲击声门裂隙而发出的特别音响。是一种保护性反射动作。

02.012 咯血 hemoptysis

喉头以下的气管、支气管和肺实质出血，经气道咳嗽而出的现象。

02.013 恶心 nausea

一种上腹部不适、紧迫欲吐的感觉。常为呕吐的前奏，但也可单独出现。

02.014 呕吐 vomiting

胃和部分小肠内容物经食道、口腔排出体外的现象。

02.015 呕血 hematemesis

上消化道或全身疾病引起的急性上消化道出血，经口呕出的现象。

02.016 便血 hematochezia

消化道出血，由肛门排出的现象。便血颜色可呈鲜红、暗红或黑色。少量便血时粪便颜色正常，须经隐血试验方能确定。

02.017 腹痛 abdominal pain

腹腔内外的器质性或功能性疾病所表现的疼痛。

02.018 腹泻 diarrhea

排便频率增加，粪质稀薄或带有黏液、脓血或未消化的食物等症状的统称。

02.019 便秘 constipation

粪便干燥坚硬，排出困难，排便次数减少的现象。

02.020 黄疸 jaundice

血清中胆红素含量增高，致使皮肤、巩膜、黏膜发黄的现象。

02.021 腰痛 lumbago, lumbar pain

腰背部组织的局部炎症、创伤或附近器官疾病引起的腰部疼痛感。

02.022 血尿 hematuria

泌尿生殖系统因疾病或外伤引起的出血，经尿道并通常与尿液一起排出的现象。尿呈血色的称"肉眼血尿(gross hematuria)"；尿色正常，须经显微镜检查方能确定者称"镜下血尿(microscopic hematuria)"。

02.023 蛋白尿 proteinuria

当尿内蛋白质含量增多，用常规定性试验检查呈阳性，或定量检查超过150mg/24h的尿。

02.024 微量蛋白尿 microalbuminuria, MA

白蛋白含量高于正常水平，但低于用常规尿蛋白检测方法所能检出水平的尿。即尿蛋白排出率在 20～200μg/min。

02.025 尿频 frequent micturition

排尿频率增加的现象。24h 排尿常>8 次，夜间常>2 次，每次尿量常<200ml。

02.026 尿急 urgent micturition

一种迫不及待要排尿的感觉。

02.027 尿痛 dysuria, pain in urination

排尿时尿道有烧灼样、针刺样痛感的现象。是尿路感染的特征性症状。通常尿道炎患者表现为排尿初痛，膀胱炎患者表现为排尿中或排尿后痛。

02.028 膀胱刺激征 irritation sign of bladder

尿频、尿急、尿痛三者同时出现的现象。多提示泌尿系统有感染存在。

02.029 头痛 headache

因颅内外器质性或功能性原因导致的额、顶、颞及枕部的疼痛。

02.030 眩晕 vertigo
对自身或周围环境物体感到旋转或摇动的一种主观感觉。常见于梅尼埃综合征等。

02.031 晕厥 syncope
一时性、广泛性脑供血不足所致短暂意识丧失的状态。

02.032 嗜睡 lethargy
在非睡眠不足的情况下，发生睡眠过多的现象。

02.033 失眠 insomnia, wakefulness, agrypnia
睡眠的质和(或)量，令自身不能满意的情况。如不易入睡或睡眠短浅易醒等。

02.034 抽搐 convulsion, hyperspasmia
肌肉不自主地阵发性痉挛的现象。

02.035 意识 consciousness
人对周围环境及自身的认知能力与觉察能力。是大脑高级神经中枢功能活动的综合表现。

02.036 意识障碍 consciousness disorder
对周围环境及自身状态的识别与觉察能力的障碍。

02.037 肥胖 obesity
体内脂肪堆积过多和(或)分布异常的现象。

02.038 消瘦 emaciation
由于机体能量摄入不足或消耗过多，导致皮下脂肪和骨骼肌消耗以及内脏器官萎缩的现象。

02.039 生命体征 vital sign

评价生命活动存在与否及其状况的指标。包括体温、脉搏、血压和呼吸等。

02.040 体温 body temperature
人体的温度。口测法正常值为 $36.3 \sim 37.2\,^\circ\mathrm{C}$，肛测法正常值为 $36.5 \sim 37.7\,^\circ\mathrm{C}$，腋测法正常值为 $36.0 \sim 37.0\,^\circ\mathrm{C}$。

02.041 脉搏 pulse
动脉的搏动。正常成人脉率为 $60 \sim 100$ 次/min。

02.042 血压 blood pressure
血液在血管内流动时对血管壁形成的侧压力。临床应用中以袖带血压计所测肘关节以上肱动脉血压为准。

02.043 呼吸 respiration
机体吸入氧气，供新陈代谢之需，并排出二氧化碳等废物的活动。

02.044 收缩压 systolic pressure
心脏收缩时，血液从心室流入动脉时对动脉壁形成的压力。

02.045 舒张压 diastolic pressure
心室舒张时，动脉血管弹性回缩时血液对血管壁形成的压力。

02.046 蜘蛛痣 spider angioma
皮肤小动脉末端分支扩张所形成的、形状像蜘蛛的血管痣。多位于面、颈和前胸等处。

02.047 肝掌 liver palm
手掌的大、小鱼际处皮肤发红，加压后褪色的现象。多见于慢性肝病患者。

02.048 颈静脉充盈 jugular vein engorgement
坐位或半坐位时颈静脉显露的现象。多见于右心衰竭、上腔静脉阻塞综合征等静脉压增高的情况。

02.049 三凹征 three concave sign, three depressions sign
气道阻塞时，气体吸入困难，致使在吸气时可见胸骨上下、两侧锁骨上以及肋间隙均出现凹陷的现象。

02.050 桶状胸 barrel chest
肺气肿患者的胸廓由于呼气困难，常呈过度吸气状态，以致肋骨上抬，肋间隙加宽，胸廓前后径加大、呈桶状的现象。

02.051 心音 heart sound
心脏搏动时，心室壁、瓣膜或大血管壁振动产生的声音。

02.052 心脏杂音 cardiac murmur, heart murmur
心脏搏动时因心脏瓣膜病变、中膈缺损、大动脉狭窄等原因造成的，在正常心音之外，还有心室壁、瓣膜或血管壁振动所产生的有多种不同音频和振幅的异常声音。

02.053 啰音 rale
由于气管、支气管或细支气管管腔的分泌物或部分阻塞等所致的呼吸附加音。其中吸气时气体通过呼吸道内的稀薄分泌物形成的水泡破裂音称"湿啰音(moist rale)"；气体通过呼吸道内的黏稠分泌物或部分阻塞管腔时形成的湍流音称"干啰音(dry rale)"。

02.054 腹部压痛 abdominal tenderness
用一定的压力按压腹部时出现的腹部疼痛感。可由腹壁或腹腔内疾病引起。

02.055 反跳痛 rebound tenderness
医师用手按压腹部出现压痛后，迅速将手抬起，此时患者感觉腹痛骤然加重，并常伴有痛苦表情或呻吟的现象。是腹膜受到炎症等

刺激的表现。

02.056 墨菲征 Murphy sign
医师用左手手掌平放于患者右下胸部，用拇指的指腹压于右肋下胆囊点处，然后让患者缓慢深吸气，患者在吸气过程中感觉疼痛，并终止吸气的征状。是诊断胆囊炎的重要依据。

02.057 麦氏点压痛 McBurney point tenderness
脐与右髂前上崎连线的中、外 1/3 交界处为麦氏点，按压此点产生的明显疼痛。是阑尾炎的重要体征。

02.058 移动性浊音 shifting dullness
腹部浊音区因体位的改变而出现变动的现象。是发现腹腔有无积液的重要检查方法。

02.059 直肠指诊 rectal touch, digital examination of rectum
对肛门和直肠的触诊检查。

02.060 杵状指 acropachy
指端甲床增生、膨大，纵脊和横脊弯曲、隆起似鼓槌状的现象。多见于紫绀型先天性心脏病、缺氧性慢性肺部疾患与某些癌肿患者。

02.061 杵状趾 acropachy
趾端甲床增生、膨大，纵脊和横脊弯曲、隆起似鼓槌状的现象。多见于紫绀型先天性心脏病、缺氧性慢性肺部疾患与某些癌肿。

02.062 病理反射 pathological reflex
锥体束病变时，失去了对脑干和脊髓的抑制功能而出现的踝和姆趾背伸的异常反射现象。

02.063 脑膜刺激征 meningeal irritation sign
脑膜受激惹所表现的体征。包括颈项强直、

凯尔尼格(Kernig)征、布鲁津斯基(Brudzinski)征阳性，见于各种脑膜炎、蛛网膜下腔出血和颅内压增高等情况。

02.064　感冒　common cold
由鼻病毒等所致的急性呼吸道传染病。以空气飞沫直接传播为主，全年均可发病。主要表现为发热恶寒，头身疼痛，鼻塞流涕，喉痒咳嗽等症状。

02.065　流行性感冒　influenza
由流感病毒所致的急性呼吸道传染病。以空气飞沫直接传播为主，全年均可发病，但暴发或流行具有一定的季节性。主要表现为高热、头痛、乏力、全身酸痛等症状。

02.066　病毒性肝炎　viral hepatitis
又称"传染性肝炎"。由多种病毒引起的肝脏炎症性病变。

02.067　甲型肝炎　hepatitis A
由甲型肝炎病毒引起的、以肝脏炎性损害为主的急性肠道传染病。以粪-口途径传播为主，可形成暴发及流行。

02.068　乙型肝炎　hepatitis B
由乙型肝炎病毒引起的、以肝脏炎性病变为主的传染性疾病。主要经血液途径传染、有一定的慢性化倾向，在部分病例中可导致肝硬化和原发性肝癌。

02.069　丙型肝炎　hepatitis C
由丙型肝炎病毒引起的、以肝脏炎性病变为主的传染性疾病。主要经血液途径传染、感染后慢性化倾向严重，可导致肝硬化和原发性肝癌。

02.070　丁型肝炎　hepatitis D
由丁型肝炎病毒引起的、以肝脏炎性病变为主的传染性疾病。主要经血液途径传染，丁型肝炎病毒必须与乙肝病毒重叠感染才能致病，易于慢性化或发生重型肝炎。

02.071　戊型肝炎　hepatitis E
由戊型肝炎病毒引起的、以肝脏炎性损害为主的急性传染病。经粪-口途径传播、可呈暴发性流行。

02.072　食物中毒　food poisoning
进食含有细菌、细菌毒素、动植物毒素或化学毒素的食物而引起的中毒性疾病。以腹痛、呕泻等为主要表现。

02.073　感染性腹泻　infectious diarrhea
由病原体引起的、以腹泻为主要临床特征的肠道传染病。

02.074　霍乱　cholera
由霍乱弧菌引起的急性、烈性肠道传染病。以剧烈的吐泻、失水等为主要临床表现。

02.075　细菌性痢疾　bacillary dysentery
简称"菌痢"。由革兰氏阴性肠杆菌引起的急性肠道传染病。多由痢疾杆菌引起，以结肠化脓性炎症为主要病变。

02.076　伤寒　typhoid fever
由伤寒沙门氏菌经肠道感染引起的全身性急性传染病。以持续发热、全身中毒症状和消化道症状等为主要临床表现。

02.077　副伤寒　paratyphoid fever
由副伤寒(甲、乙、丙)沙门氏菌经肠道感染引起的急性消化道传染病。包括副伤寒甲、副伤寒乙和副伤寒丙三种，临床特征基本与伤寒相同。

02.078　流行性腮腺炎　epidemic parotitis, mumps

由腮腺炎病毒引起的急性自限性呼吸道传染病。主要发生在儿童和青少年，以腮腺非化脓性肿痛为特征。此种病毒感染亦可累及胰腺、睾丸等。

02.079　流行性斑疹伤寒　epidemic typhus
由普氏立克次氏体经体虱传播的急性传染病。临床特征为急性起病、稽留高热、剧烈头痛、皮疹和中枢神经系统症状。

02.080　地方性斑疹伤寒　endemic typhus
由莫氏立克次氏体经鼠虱传播的急性传染病。临床特点与流行性斑疹伤寒相似，但是临床表现较轻，病程较短。

02.081　脊髓灰质炎　poliomyelitis
由脊髓灰质炎病毒引起的急性传染病。常见发热、咽痛、肢体疼痛，部分病例可发生分布不规则的弛缓性麻痹，多见于小儿。

02.082　麻疹　measle
由麻疹病毒引起的急性呼吸道传染病。临床表现为发热、咳嗽、流涕、眼结膜充血等，口腔麻疹黏膜斑，即科氏(Koplik)斑，以及皮肤斑丘疹为其特点。

02.083　百日咳　pertussis, whooping cough
由百日咳杆菌引起的一种小儿常见急性呼吸道传染病。其特征为阵发性痉挛性咳嗽，阵咳终末有深长的鸡啼样吸气声，病程可长达2～3个月。

02.084　白喉　diphtheria
由白喉棒状杆菌引起的急性呼吸道传染病。临床特征为上呼吸道黏膜等处形成假膜以及由细菌外毒素引起的全身性中毒症状，严重者可致窒息及并发心肌炎、神经炎等。

02.085　流行性脑脊髓膜炎　epidemic cerebrospinal meningitis
简称"流脑"。由脑膜炎奈瑟菌经呼吸道传播而引起的一种化脓性脑膜炎。临床表现为突发高热、剧烈头痛、频繁呕吐、皮肤黏膜瘀点和脑膜刺激征等。

02.086　猩红热　scarlet fever
由A组β型溶血性链球菌引起的急性呼吸道传染病。临床主要表现为发热、咽部红肿、疼痛、皮肤出现弥漫性红色皮疹和疹退后脱屑等。

02.087　登革热　dengue fever
由登革病毒经伊蚊传播的急性传染病。临床特点为突起发热、全身肌肉骨骼疼痛、极度乏力、皮疹、淋巴结肿大、白细胞和血小板减少。

02.088　狂犬病　rabies
由狂犬病毒引起的一种人畜共患的急性中枢神经系统传染病，通过患病动物咬人而传播。临床表现为特有的怕风、恐水、流涎和咽肌痉挛，终至发生呼吸肌麻痹而危及生命。

02.089　流行性乙型脑炎　epidemic encephalitis type B
简称"乙脑"。由乙型脑炎病毒感染导致的中枢神经系统急性传染病，经蚊虫叮咬传播。临床特征为高热、意识障碍、抽搐、病理反射和脑膜刺激征阳性。

02.090　疟疾　malaria
由疟原虫感染所致的传染病。临床特征以发作时序贯性地出现寒战、高热、出汗、退热等症状，并呈周期性发作。

02.091　破伤风　tetanus
由破伤风杆菌毒素引起的急性疾病。以苦笑面容、牙关紧闭、全身骨骼肌强直及阵发性痉挛为临床特征。

02.092 新生儿破伤风 neonatal tetanus
破伤风杆菌由脐部，偶可由新生儿外伤处侵
入而引起的急性感染性疾病。常在新生儿出
生后 7 天左右发病。

02.093 结核病 tuberculosis
由结核杆菌引起的以呼吸道传播为主的慢
性传染病。以肺部感染为主，常可累及多处
器官及组织。

02.094 类固醇性结核病 steroid tuberculosis
因长期应用糖皮质激素治疗某种疾病而诱
发的结核病。

**02.095 性传播疾病 sexually transmitted
disease, STD**
通过性接触而传播的疾病。不仅在性器官上
发生病变，也可侵犯附属淋巴结及其他
器官。

02.096 梅毒 syphilis
由梅毒螺旋体引起的、主要通过性行为传播
的传染病。除皮肤损害外还可侵犯心脏和中
枢神经系统等多种脏器，产生各种相应的症
状和体征。

**02.097 人类免疫缺陷病毒 human immuno-
deficiency virus, HIV**
又称"艾滋病病毒"。一种具有迅速变异能
力，直接侵犯人体免疫系统，可破坏人体的
细胞免疫和体液免疫的逆转录病毒。

**02.098 艾滋病 acquired immunodeficiency
syndrome, AIDS**
全称"获得性免疫缺陷综合征"。由人类免疫
缺陷病毒引起的一种传染病。患者免疫力极度
下降，由此引起一系列的感染、肿瘤等病变。

**02.099 人类免疫缺陷病毒感染者 HIV in-
fector**

体内有人类免疫缺陷病毒，但未出现获得性
免疫缺陷综合征的临床症状和体征的人。

02.100 艾滋病患者 AIDS patient
免疫系统受到人类免疫缺陷病毒破坏，引发
各种感染和肿瘤及相关症状的患者。

**02.101 艾滋病相关综合征 AIDS-related
syndrome**
人类免疫缺陷病毒感染后，尚未达到艾滋病
诊断标准时出现的多种症状和体征。

**02.102 先天性免疫缺陷病 congenital im-
munodeficiency disease**
一组主要由单基因遗传的免疫系统疾病。临
床共同特征为容易感染、自身免疫性疾病和
恶性肿瘤的发生率高。

02.103 大骨节病 Kaschin-Beck disease
一种地方性、多发性、变形性骨关节病。主
要病变是儿童的关节透明软骨变性、坏死及
继发的骨关节炎，严重者可导致矮小畸形。

02.104 地方性氟中毒 endemic fluorosis
在特定的地理环境中，人体长期摄入过量氟
而导致的全身慢性蓄积性中毒。是一种地球
化学性疾病，主要临床表现为氟斑牙症和氟
骨症。

02.105 克山病 Keshan disease
一种病因未明的、以心肌坏死为主要病理改
变的坏死性心肌病。

**02.106 碘缺乏病 iodine deficiency disorder,
IDD**
由于碘缺乏造成机体碘营养不良而表现出
的一组疾病。包括地方性甲状腺肿和以精神
发育迟缓为主要特征的呆小症等。

02.107 硅沉着病 silicosis

又称"硅肺病"，曾称"矽肺"。由于吸入游离二氧化硅含量较高的粉尘而引起的以肺组织弥漫性纤维化为主的疾病。

02.108 急性上呼吸道感染 acute respiratory infection
鼻腔、咽或喉部急性炎症的总称。主要病原体为病毒，少数由细菌引起。

02.109 社区获得性肺炎 community acquired pneumonia
在社区环境中，机体受致病微生物感染而发生的肺炎。

02.110 医院获得性肺炎 hospital acquired pneumonia
住院治疗其他疾病时，机体受致病微生物感染而发生的肺炎。

02.111 急性支气管炎 acute bronchitis
气管、支气管黏膜及其周围组织的急性炎症。多由病毒、细菌、支原体等引起，以发热、咳嗽、咳痰为主要特征。

02.112 慢性支气管炎 chronic bronchitis
气管、支气管黏膜及其周围组织的慢性非特异性炎症。临床上以慢性咳嗽、咳痰或伴有喘息为特征。

02.113 支气管哮喘 bronchial asthma
气道的过敏反应性疾病。气道反应性增高，广泛、易变的可逆性通气受限，表现为反复发作性喘息、胸闷和咳嗽。

02.114 支气管扩张[症] bronchiectasis
由支气管及其周围组织的慢性炎症导致的支气管壁破坏、管腔不可逆性扩张和变形。临床表现有慢性咳嗽、咳大量脓痰，反复咯血及肺部感染等。

02.115 肺气肿 pulmonary emphysema
终末细支气管远端的气腔弹性减退，过度充气，以致肺容积增大而有效气流减少的病理状态。

02.116 慢性阻塞性肺疾病 chronic obstructive pulmonary disease, COPD
一种以气流受限为特征的肺部疾病，多呈进行性发展至肺功能受损的疾病。

02.117 原发性支气管肺癌 primary bronchogenic carcinoma
简称"肺癌"。肿瘤细胞起源于支气管黏膜上皮细胞或腺体的恶性肿瘤。临床表现为咳嗽、咯血、喘鸣、气急、发热、胸痛等。

02.118 睡眠呼吸暂停综合征 sleep apnea syndrome, SAS
因气道阻塞等原因，导致睡眠时频发呼吸暂停及低通气量，非睡眠时表现倦怠、工作效率下降等的综合征。

02.119 气胸 pneumothorax
胸膜因病变或外伤，导致气体进入胸膜腔形成的胸膜腔积气。

02.120 自发性气胸 spontaneous pneumothorax
无外伤或疾病情况下，脏层胸膜自发破裂，导致气体进入胸膜腔而形成的胸膜腔积气。

02.121 高张性气胸 hypertonic pneumothorax
气胸时气体在胸腔内引起纵隔偏移并压迫到对侧肺的现象。

02.122 开放性气胸 open pneumothorax
气胸时胸膜的破口持续开启，以致吸气和呼气时，空气自由进出胸膜腔，使患侧胸膜腔内压力为零的现象。

02.123 复张性肺水肿 reexpansion pulmonary edema, RPE
各种原因所致的肺萎陷，在肺迅速复张后所发生的急性肺水肿。多见于气、液胸患者经大量排气、排液之后。

02.124 脓胸 empyema
胸膜腔受化脓性病原体感染，产生脓性渗出液的现象。

02.125 心肌炎 myocarditis
各种病因引起的心肌炎症性病变。病因中以引起肠道和上呼吸道感染的各种病毒感染最为多见，常表现为发热、胸闷、心悸、心律失常等。

02.126 心肌病 cardiomyopathy
由各种原因引起的伴有心肌机械或心电活动障碍的一组疾病。常表现为心室肥厚或扩张，可导致心功能不全。

02.127 风湿性心脏病 rheumatic heart disease
由 A 组链球菌感染所引发的全身性结缔组织病在心脏的表现。包括心肌炎及瓣膜病等。

02.128 心脏瓣膜疾病 valvular heart disease
各种原因引起的心脏瓣膜损害，导致功能失常、血流动力学变化等，继而引起一系列临床症状的心脏病。

02.129 动脉粥样硬化 atherosclerosis
动脉内膜因多种原因损伤后，内膜下积聚脂质、复合糖类并引发出血、血栓形成、纤维组织增生，使动脉管壁增厚、管腔缩小、血流受阻的现象。

02.130 冠状动脉粥样硬化性心脏病 coronary atherosclerotic heart disease, CHD
简称"冠心病"。由于冠状动脉粥样硬化，导致心肌缺血、缺氧而引起的心脏病。

02.131 急性冠脉综合征 acute coronary syndrome
急性心血管缺血事件。常表现为时间较长的心绞痛，包括不稳定心绞痛、心肌梗死及猝死。

02.132 心绞痛 angina pectoris
冠状动脉血供不足导致心肌暂时缺血、缺氧，引起发作性胸骨后或心前区疼痛、紧缩和压迫感的症状。

02.133 急性心肌梗死 acute myocardial infarction
冠状动脉急性闭塞，血流中断，引起的严重而持久的缺血性心肌坏死。临床表现呈突发性，剧烈而持久的胸骨后疼痛，常可危及生命。

02.134 先天性心血管病 congenital cardiovascular disease
简称"先心病"。因心脏或大血管胚胎发育障碍所致的先天性畸形。病种繁多，多种畸形可在同一患者身上出现。

02.135 肺源性心脏病 cor pulmonale
因肺组织或肺动脉疾病导致肺循环阻力增加，致使右心室增大、右心衰竭的一组疾病。

02.136 病态窦房结综合征 sick sinus syndrome, SSS
因窦房结及其邻近组织病变，引起的窦房结起搏功能和(或)窦房结传导功能障碍，从而产生多种心律失常和临床症状的综合征。

02.137 房室传导阻滞 atrioventricular block
心电活动从心房向心室传导延迟或完全不能传到心室的现象。多见于心肌炎、心肌病和冠心病等。

02.138　心房颤动与心房扑动　atrial fibrilla-tion and atrial flutter
由于心电活动在心房内折返而引起的心律失常。心电图上 P 波消失，代之以连续的、形状大小一致和规则的锯齿样波(房扑波 F)或小而不规则、形态不一致的基线波动(房颤波 f)。

02.139　期前收缩　extrasystole
又称"过早搏动""早搏"。提前出现的、非窦房结起源的心搏。可分为房性、房室交界性和室性早搏。

02.140　室上性心动过速　supraventricular tachycardia
起源于心房或房室结性的心动过速。临床工作中通常指心率在 140 次/min 以上，难以区分为房性和房室结性的心动过速。

02.141　高血压　hypertension
肱动脉体外测量所得的血压高于正常的现象。

02.142　心功能不全　cardiac insufficiency
各种心脏结构或功能性疾病损伤心室充盈和(或)射血能力所引起的临床综合征。主要表现为呼吸困难、乏力和水肿等。

02.143　原发性高血压　essential hypertension
又称"高血压病"。遗传和环境因素相互作用引发的高血压。

02.144　继发性高血压　secondary hyperten-sion
继发于其他疾病的高血压。有明确而独立的病因，是某些疾病的一个临床表现。

02.145　难治性高血压　refractory hyperten-sion

又称"顽固性高血压"。改善生活方式，足量应用利尿剂在内的、合理搭配的至少 3 种抗高血压药治疗，仍不能将收缩压和舒张压控制在目标水平的高血压。

02.146　诊室血压　clinical blood pressure
由医护人员在标准条件下按统一的规范进行测量所得的血压。是高血压诊断和分级的标准方法。

02.147　食管癌　esophageal carcinoma
起源于食管鳞状上皮或柱状上皮的恶性肿瘤。以吞咽障碍为主要症状。

02.148　反流性食管炎　reflux esophagitis
胃液及胆汁等返流至食管所引起的食管黏膜的炎症、糜烂、溃疡和纤维化等病变。

02.149　消化性溃疡　peptic ulcer
胃肠道黏膜被胃酸和胃蛋白酶等自身消化而发生的溃疡。以上腹隐痛、并有一定的规律性为特点。

02.150　急性胃炎　acute gastritis
多种病因引起的急性胃黏膜炎症。可有明显的上腹部疼痛、呕吐等症状。

02.151　慢性胃炎　chronic gastritis
由幽门螺旋杆菌感染等原因引起的胃黏膜慢性炎症。可有上腹部不适等症状。有赖胃镜及病理组织学检查诊断。

02.152　胃癌　gastric carcinoma
起源于胃黏膜上皮的恶性肿瘤。表现为上腹不适、隐痛、食欲下降等。

02.153　肠易激综合征　irritable bowel syn-drome
一种以腹痛或腹部不适伴排便习惯改变为

特征的功能性肠病。

02.154 大肠癌 colorectal carcinoma
发生在肠黏膜上皮的恶性肿瘤。包括结肠癌和直肠癌，以腹痛、便血等为主要症状。

02.155 急性胰腺炎 acute pancreatitis
胰腺的急性炎症。由胰蛋白酶原被激活，导致胰腺组织自身消化而引起。包括急性水肿性胰腺炎与急性坏死性胰腺炎两型。

02.156 慢性胰腺炎 chronic pancreatitis
由各种因素造成的胰腺组织和内、外分泌功能慢性损害的疾病。常伴脂肪泻、糖尿病等。

02.157 胰腺癌 pancreatic carcinoma
胰外分泌腺的恶性肿瘤。若在胰腺头部则多以黄疸为首发症状，若在胰体、胰尾部则多表现为消瘦、疲乏等不典型症状。

02.158 肝硬化 cirrhosis of liver
由各种原因引起的肝脏在广泛变性坏死基础上纤维化、形成再生结节和假小叶，导致肝功能损害和门脉高压的慢性、进行性、弥漫性病变。

02.159 原发性肝癌 primary hepatic carci-noma
发生在肝细胞或肝内胆管细胞的恶性肿瘤。前者为肝细胞性肝癌，后者为胆管细胞性肝癌，少数为混合型肝癌。以肝痛、乏力、纳差等为主要表现。

02.160 急性胆囊炎 acute cholecystitis
由于细菌感染或化学性刺激所引起的急性胆囊炎症性病变。多有发热、右上腹痛等症状，可有黄疸。

02.161 慢性胆囊炎 chronic cholecystitis
胆囊慢性炎症性病变。多因急性胆囊炎反复发作所致，常伴胆石病，主要症状为右上腹痛，可因脂肪饮食而诱发。

02.162 胆石症 cholelithiasis
胆道系统的各个部位发生结石的病症。常伴胆囊炎症，若胆石移动可引起右上腹绞痛，若阻塞总胆管可引起黄疸。

02.163 缺铁性贫血 iron deficiency anemia
体内铁的含量不足，导致血红蛋白合成减少而形成的小细胞低色素性贫血。

02.164 白血病 leukemia
造血系统的一种恶性肿瘤。骨髓中白细胞或其前体恶性增殖，并且在肝、脾、淋巴结等各处形成浸润，外周血中白细胞有质和量的异常，红细胞与血小板减少，导致贫血、出血、感染等临床表现。

02.165 淋巴瘤 lymphoma
原发于淋巴系统的恶性肿瘤。以无痛性、进行性淋巴结肿大为特征，发热、肝脾肿大等亦甚常见。可分为霍奇金病和非霍奇金淋巴瘤两大类。

02.166 特发性血小板减少性紫癜 idiopathic thrombocytopenic purpura, ITP
自身抗体与血小板结合，导致血小板受巨噬细胞吞噬而引起的一种血小板减少性疾病。主要表现为皮肤黏膜紫癜，亦可引起内脏出血。

02.167 内分泌失调 endocrine dyscrasia
人体内分泌系统所分泌的各种激素失去平衡(过多或过少)引起的相应临床表现。

02.168 甲状腺功能减退 hypothyroidism
简称"甲减"。由于甲状腺激素合成和分泌减少，导致基础代谢降低和交感神经系统的兴奋性减弱的一组疾病。

02.169 甲状腺功能亢进 hyperthyroidism

简称"甲亢"。由于甲状腺激素合成和分泌增加，导致基础代谢增加和交感神经系统的兴奋性增加，最后甲状腺呈现高功能状态的一组疾病。

02.170 骨质疏松症 osteoporosis

由于缺钙或钙代谢障碍引起的，以骨量减少和骨组织微结构破坏为特征、导致骨脆性增加和易于骨折的代谢性骨病。

02.171 骨软化症 osteomalacia

由于钙、磷或维生素 D 缺乏或代谢障碍而引起的一种骨病。患者骨骼密度降低，腰部、腿部疼痛，逐渐加重致不能行走，下肢弯曲，可发生自发性骨折。

02.172 血脂异常 dyslipidemia

血浆中胆固醇和(或)三酰甘油升高，也包括低密度脂蛋白胆固醇升高及高密度脂蛋白胆固醇降低在内的各种脂代谢异常。

02.173 高胆固醇血症 hypercholesterolemia

由于脂肪代谢或运转异常，使人血浆中胆固醇水平升高，超过正常范围的病症。

02.174 高三酰甘油血症 hypertriglyceride-mia

由于脂肪代谢或运转异常使人血清中三酰甘油含量增高，超过正常范围的病症。

02.175 代谢综合征 metabolic syndrome, MS

多种心脑血管疾病危险因素(如肥胖、糖调节受损或非胰岛素依赖型糖尿病、高血压、脂代谢异常等)在同一个体聚集的临床综合征。病因多归结于胰岛素抵抗。

02.176 糖尿病 diabetes mellitus, DM

因胰岛素缺乏或机体对胰岛素抵抗，所引发的糖及脂质为主的代谢紊乱综合征。以血糖升高为基本特征。

02.177 胰岛素依赖型糖尿病 insulin-dependent diabetes mellitus

又称"1 型糖尿病(type 1 diabetes mellitus)"。因内源性胰岛素缺乏，而使患者极易发生酮症及伴随的症候群。必须应用胰岛素治疗。

02.178 非胰岛素依赖型糖尿病 noninsulin-dependent diabetes mellitus

又称"2 型糖尿病(type 2 diabetes mellitus)"。内源性胰岛素分泌能力相对不足或胰岛素抵抗导致的糖尿病。

02.179 空腹血糖 fasting blood glucose

空腹 12h 后抽血化验的血糖值。通常为晚餐后不再进食，第二天早晨空腹抽血化验的血糖值。

02.180 口服葡萄糖耐量试验 oral glucose tolerance test, OGTT

空腹测血糖后，口服葡萄糖 75g，然后于 0.5、1、2h 后再测量血糖水平的诊断试验。血糖变化曲线，可以有助于糖尿病的诊断。

02.181 餐后血糖 postprandial blood glucose

餐后(自吃第一口饭时起)2h 后抽血化验的血糖值。

02.182 随机血糖 random blood glucose

一天中任何时间抽血化验的血糖值。一般指餐后血糖，即不用禁食，随时抽血化验的结果。

02.183 空腹血糖受损 impaired fasting glucose, IFG

空腹血糖升高，但未达到糖尿病的诊断标准，即空腹血糖在 6.2~7.0 mmol/L 之间。

02.184 糖耐量减低 impaired glucose tolerance, IGT

口服葡萄糖耐量试验 2h 后的血糖水平超过 7.8mmol/L，但仍未达到 11.1mmol/L 的糖尿病诊断标准。

02.185 糖化血红蛋白 glycosylated hemoglobin, HbA1c

血红蛋白与葡萄糖的结合物。其含量的多少取决于此前 2、3 个月的血糖浓度，对糖尿病控制情况的评价优于一时测得的血糖水平。

02.186 高胰岛素血症 hyperinsulinism

高于正常人胰岛素水平的病症。正常人空腹血浆胰岛素浓度为 0.005～0.02U/L，口服 100g 葡萄糖刺激后，峰值为 0.05～0.1U/L。

02.187 低血糖症 hypoglycemia

血葡萄糖浓度低于 2.8mmol/L 的病症。可出现饥饿、心悸、冷汗、苍白、乏力，严重者可导致昏迷和死亡。进食、口服或静脉注射葡萄糖后即可缓解。

02.188 糖尿病酮症酸中毒 diabetic keto-acidosis, DKA

糖尿病患者在各种因素的作用下，代谢严重紊乱，形成高血糖、高血酮、酮尿、脱水、电解质紊乱、代谢性酸中毒等病理改变的症候群。

02.189 高渗性高血糖状态 hyperosmolar hyperglycemic state

糖尿病患者在各种因素的作用下，血糖急剧升高，同时伴有严重失水，形成高渗透压综合征。常伴有神经系统功能损害，严重者昏迷。

02.190 糖尿病足 diabetic foot

糖尿病患者下肢的中小血管及微循环障碍、周围神经病变或并发感染所致的足部坏疽或感染。

02.191 糖尿病性视网膜病变 diabetic retinopathy

糖尿病代谢紊乱损害视网膜的细小血管，形成微血栓、微血管瘤等，最终因缺血、微血管瘤破裂及组织修复等原因，导致视网膜的透光性受到损害而引起的病变。

02.192 体重指数 body mass index, BMI

又称"体质量指数"。体重(kg)除以身高(m)的平方得出的数值。是评定体重的指标。我国人的正常值为 18～24；如果低于 18 为消瘦，大于 24 为超重，大于或等于 28 则为肥胖。

02.193 向心性肥胖 central obesity

又称"中心性肥胖"。身体脂肪分布以躯干、尤其以腹部为主的肥胖。男性腰臀比超过 0.9 或女性腰臀比超过 0.8 的肥胖者。

02.194 单糖 monosaccharide

不能水解成更简单的多羟基醛或多羟基酮的糖类。

02.195 二糖 disaccharide

单糖分子中的羟基和另一个单糖分子的羟基共同失一分子水而生成的糖类化合物。

02.196 多糖 polysaccharide

很多单糖分子缩合脱水而成的长链糖分子。

02.197 食品交换份 food exchange

将食物分为主食、蔬菜、水果、瘦肉、乳品和油脂 6 类，每类食物按可提供同等热卡(90kcal 或 376kJ)的重量定为 1 份。供糖尿病患者根据自己所需热量和品种比例，调换同类食物之用。

02.198　维生素缺乏症　hypovitaminosis, avitaminosis, vitamin deficiency
因维生素摄入不足或吸收障碍引起的一系列相关性疾病。

02.199　维生素 A 缺乏症　vitamin A deficiency
缺乏维生素 A 所导致的一系列疾病。包括皮肤粗糙、干燥、黑暗适应能力下降(夜盲症)、生长发育迟缓等。

02.200　核黄素缺乏症　riboflavin deficiency
缺乏核黄素(即维生素 B_2)所导致的一系列疾病。包括舌炎、口角炎、阴囊炎等，严重者可致角膜炎。

02.201　维生素 C 缺乏症　vitamin C deficiency
曾称"坏血病(scurvy)"。缺乏维生素 C 所致的疾病。主要表现为皮肤、黏膜、皮下组织、肌肉、关节、腱鞘和内脏等出血。

02.202　硫胺素缺乏症　athiaminosis
缺乏硫胺素(即维生素 B_1)所致的疾病。表现为头痛、乏力、肌肉酸痛等。严重的累及心脏与神经系统并产生全身水肿、体腔积液。

02.203　烟酸缺乏症　nicotinic acid deficiency
缺乏烟酸(尼克酸)所致的疾病。典型症状为皮炎、腹泻和神经症状等。

02.204　维生素 D 缺乏症　vitamin D deficiency
缺乏维生素 D 引起的疾病。包括婴幼儿佝偻病及成人骨质软化症。

02.205　高尿酸血症　hyperuricemia
体内尿酸产生过多或肾脏排泄尿酸减少，引起血中尿酸升高的病症。为嘌呤代谢紊乱所致的慢性代谢紊乱性疾病。

02.206　痛风　gout
高尿酸血症患者因尿酸盐沉积，导致反复发作的急性关节炎、痛风石沉积、痛风性慢性关节炎和关节畸形。痛风累及肾脏可引起慢性间质性肾炎和尿酸性肾结石。

02.207　肾盂肾炎　pyelonephritis
肾脏及肾盂的炎症，多由细菌感染引起。常见发热、腰痛及尿频、尿急、尿痛等症状。

02.208　肾小球肾炎　glomerulonephritis, GN
各种病因引起双侧肾脏弥漫性或局灶性肾小球病变。临床表现为血尿、蛋白尿、高血压、低蛋白血症、水肿等，可伴有肾功能障碍。

02.209　慢性肾功能衰竭　chronic renal failure, CRF
各种慢性肾脏疾病进行性发展，引起肾单位和肾功能不可逆的丧失，导致以代谢废物潴留、水电解质和酸碱平衡紊乱及内分泌失调为特征的临床综合征。

02.210　肾癌　renal carcinoma
为肾实质的恶性肿瘤。常见症状包括间歇性、无痛性肉眼血尿，腰部疼痛和肿块等。

02.211　膀胱癌　carcinoma of bladder
发生于膀胱黏膜上皮的恶性肿瘤。主要表现为无痛性肉眼血尿，偶可伴有尿频、尿痛、排尿困难和下腹肿块。

02.212　前列腺癌　carcinoma of prostate
发生于前列腺腺体组织的恶性肿瘤。多无明显临床症状，肿瘤较大时可引起排尿困难、尿潴留、血尿等。

02.213　前列腺增生　hyperplasia of prostate
又称"前列腺良性肥大"。前列腺腺体增大压迫尿道，引起排尿困难等一系列症状的疾病。症状主要为进行性排尿困难、尿潴留等。

02.214　勃起功能障碍　erectile dysfunction, ED
阴茎不能勃起或不能维持足够的勃起以获得满意性生活的状态。见于老年性功能减退及疲劳、焦虑、不安、醉酒、服用某些药物、脊髓损伤、盆腔会阴部手术后等情况。

02.215　尿路结石　urolithiasis
一些晶体物质和有机基质在泌尿道异常聚积形成的石状物。可有肾绞痛、血尿、尿闭及尿路感染等症状。

02.216　风湿热　rheumatic fever, RF
一种反复发作的、急性或慢性全身性结缔组织病。主要累及心脏、关节、中枢神经系统、皮肤和皮下组织。临床表现以心脏炎和关节炎为主，可伴有发热、皮疹、皮下小结、舞蹈病等。

02.217　类风湿关节炎　rheumatoid arthritis, RA
一种以慢性破坏性关节病变为特征的全身性自身免疫疾病。以近端指尖关节、掌指关节、腕、踝的关节炎为主，可伴有发热、贫血、炎症甚至涉及心肺、皮肤、眼等部位。

02.218　系统性红斑狼疮　systemic lupus erythematosus, SLE
自身免疫介导的、以免疫性炎症为突出表现的弥漫性结缔组织病。血清中出现以抗核抗体为代表的多种自身抗体和多系统累及是本病的两个主要临床特征。

02.219　强直性脊柱炎　ankylosing spondylitis
以骶髂关节炎及中轴关节病变为特征的慢性炎性脊柱关节病。临床表现为脊柱和外周关节炎，可伴有眼、肺、心血管和肾等多系统损害。

02.220　骨折　fracture
骨及骨小梁的连续性中断，骨骼的完整性遭到破坏。其部位可产生疼痛、肿胀、瘀斑、功能障碍及畸形等症状。

02.221　颈椎病　cervical spondylosis
颈椎椎间盘退行性变，及其继发性椎间关节退行性变引起颈部脊髓、神经、血管受到刺激或压迫，造成损害而产生的一系列相应症状和体征。

02.222　椎间盘突出症　protrusion of intervertebral disc
由于退行性变，导致椎间盘变性，纤维环破裂，髓核越过纤维环而突出，刺激或压迫神经根和马尾神经而引起的一系列相应症状和体征。

02.223　骨性关节炎　osteoarthritis
渐进性、退行性关节病变。多见于老年人，是关节软骨长期受生物化学和生物力学不良作用的结果。

02.224　软组织感染　soft tissue infection
皮肤、皮下组织及肌肉的细菌感染。

02.225　甲状腺腺瘤　thyroid adenoma
起源于甲状腺滤泡组织的良性肿瘤。大部分患者无任何症状，少数患者出现甲状腺功能亢进症状。

02.226　甲状腺癌　carcinoma of thyroid
甲状腺内的恶性肿瘤。由数种不同生物学行为和病理类型的癌肿组成，包括乳头状癌、滤泡状癌、髓样癌、未分化癌。早期多无症状。

02.227　乳腺炎　mastitis

细菌经乳头皲裂处或乳管口侵入乳腺组织引起的炎症。常见于哺乳期妇女，表现为疼痛、皮肤发红、伴有剧烈触痛的肿块。

02.228　乳腺癌　breast carcinoma
乳腺导管上皮的恶性肿瘤。女性最常见的恶性肿瘤。亦可见于男性。

02.229　纤维囊性乳腺病　fibrocystic breast disease
女性体内激素周期性变化引起的乳腺组织不同程度的纤维囊性变。包括纤维化、囊肿形成和腺体组织增殖。

02.230　腹股沟疝　inguinal hernia
腹腔内容物在腹股沟区域，通过腹壁薄弱点或孔隙向体表突出的现象。根据发生的部位可分为直疝和斜疝。

02.231　痔　hemorrhoid
直肠底部及肛门黏膜的静脉丛曲张形成的静脉团。可位于肛门内部(内痔)，也可位于皮肤下围绕肛门(外痔)。

02.232　下肢静脉曲张　varix of lower limb
下肢浅表静脉扩张、伸长、弯曲成团状的现象。可并发下肢慢性溃疡性病变。

02.233　慢性宫颈炎　chronic cervicitis
病原体侵入宫颈而引起的感染。多于分娩、流产或手术损伤宫颈后发生。

02.234　盆腔炎　pelvic inflammatory disease
女性内生殖器及其周围的结缔组织和盆腔腹膜的炎症。按发病过程、临床表现可分为急性与慢性两种。

02.235　子宫内膜异位症　endometriosis
具有功能的子宫内膜组织出现在子宫腔外的现象。如出现在卵巢、子宫骶骨韧带等处，则表现为痛经、月经失调及不孕。

02.236　子宫肌瘤　uterus myoma
子宫平滑肌组织增生而形成的良性肿瘤，含有少量纤维结缔组织。多见于 30～50 岁妇女，多无症状。

02.237　宫颈癌　uterine cervical carcinoma, UCC
来源于宫颈上皮的恶性肿瘤。按病理类型分为宫颈鳞状细胞癌和宫颈腺癌，早期常无明显症状。

02.238　卵巢癌　ovarian carcinoma, OC, oophoroma
来源于卵巢的恶性肿瘤。其细胞类型多样、组织结构复杂、生物学特性各异，多因腹痛或发现腹块而就诊。

02.239　子宫内膜癌　endometrial carcinoma, carcinoma of endometrium
又称"宫体癌"。子宫内膜上皮发生的癌，多见于绝经后或更年期妇女，以阴道流血为最常见之症状。

02.240　痛经　dysmenorrhea
行经前后或月经期出现的下腹部疼痛、坠胀等不适感。

02.241　经前紧张征　premenstrual tension syndrome, PMS
妇女在月经期前 7～14 天，出现的头痛、乳房胀痛、全身乏力、紧张、压抑或易怒、烦躁、失眠、腹痛、水肿等一系列的症状，月经来潮后症状自然消失。

02.242　功能失调性子宫出血　dysfunctional uterine bleeding
又称"功能障碍性子宫出血"。由于调节生殖功能的神经内分泌机制失常而引起的异常子宫出血。

02.243　卵巢功能早衰　premature ovarian failure
非人为因素出现的卵巢功能的过早衰退的现象。通常指 40 岁前的月经终止。

02.244　人工绝经　induced menopause
出于医疗或其他目的，采用手术等方法终止双侧卵巢功能而导致的绝经。

02.245　绝经后阴道出血　postmenopausal vaginal bleeding
绝经后，因生殖系统或其他疾病原因引起的阴道流血。

02.246　计划生育　family planning
通过推行有效的节育措施，以达到控制人口数量、提高人口素质的做法。

02.247　产前检查　prenatal examination
通过对孕妇及胎儿的监护，达到早发现并治疗并发症，及时纠正异常胎位，及时发现胎儿发育异常等目的的孕妇检查。

02.248　高危妊娠　high risk pregnancy
存在某种病理因素或致病因素可能危害孕妇、胎儿或导致难产的妊娠。

02.249　流产　abortion
妊娠在 28 周前、胎儿体重在 1000g 以下的自然或人工的终止妊娠。自然的称为"自然流产(spontaneous abortion)"，人工的称为"人工流产(artificial abortion)"。

02.250　产褥感染　puerperal infection
分娩时或产褥期内因生殖道的创面受致病菌感染而引起的局部或全身的炎症。

02.251　生长发育偏离　growth and develop-ment deviation
儿童在生长发育过程中，受到遗传因素、营养状况、急慢性疾病、环境因素或母亲孕产期情况的影响，使生长发育水平偏离正常规律的现象。

02.252　维生素 D 缺乏性佝偻病　vitamin D deficiency rickets
缺乏维生素 D 引起钙磷代谢失常的一种慢性营养性疾病。多见于 2 岁以内婴幼儿，主要表现为生长较快部位的骨骼改变、肌肉松弛和易惊等。

02.253　婴儿腹泻　infantile diarrhea
一组由多病原、多因素引起的以大便次数增多和大便性状改变为特点的儿科常见病。常见于病毒、细菌感染，也可由饮食、气候、过敏及先天性酶缺乏等因素引起。

02.254　小儿肺炎　infantile pneumonia
由不同病原体所致的小儿肺部炎症。以发热、咳嗽、气促、呼吸困难及肺部湿啰音为其共同特点。

02.255　注意缺陷障碍[伴多动]　attention deficit hyperactivity disorder, ADHD
智力基本正常的小儿，表现出与年龄不相称的注意力不集中，不分场合的过度活动、情绪冲动，并可有认知障碍和学习困难的一组症候群。

02.256　性早熟　sexual precosity
提前出现第二性征的异常发育现象。即女孩在 8 周岁前，男孩在 9 周岁前出现第二性征者。

02.257　结膜炎　conjunctivitis
由各种原因引起的结膜组织的炎症。以结膜充血、分泌物增多、怕光、流泪为常见症状。

02.258 白内障 cataract
因年老、糖尿病等因素，导致晶体蛋白变性混浊，从而影响视力的眼病。

02.259 青光眼 glaucoma
以病理性眼压升高、视神经萎缩和视野缺损为共同特征的眼病。

02.260 睑腺炎 hordeolum
曾称"麦粒肿"。眼睑腺体因细菌性感染而在局部产生的急性炎症。大多由金黄色葡萄球菌感染所致。

02.261 睑板腺囊肿 chalazion
曾称"霰粒肿"。睑板腺无菌性、慢性肉芽肿性炎症。常由于睑板腺出口阻塞，分泌物潴留引起。

02.262 近视[眼] myopia
入眼平行光线经屈折后，只能在视网膜前聚焦成像的一种屈光不正性眼病。以视近物清楚，视远物模糊为主要表现。

02.263 假性近视 pseudomyopia
又称"调节性近视(accommodative myopia)"。少年儿童由于读写时间过长，睫状肌发生调节紧张或痉挛，使晶状体凸度增大而呈现的近视状态，适度休息和注意用眼卫生可以消除。

02.264 远视[眼] hyperopia
入眼平行光线经屈折后，只能在视网膜后聚焦成像的一种屈光不正性眼病。以视远物清楚，视近物模糊为主要表现。

02.265 弱视 amblyopia
眼球无任何器质性病变，经矫正屈光后仍不能达到0.9的视力。

02.266 龋齿 dental caries

牙齿在多种因素影响下发生慢性进行性破坏的疾病。其特征为牙釉质、牙本质和牙骨质在颜色、形态和质地等方面发生变化。

02.267 口腔溃疡 oral ulcer
发生在口腔黏膜上的浅表性溃疡。

02.268 复发性口腔溃疡 recurrent oral ulcer
又称"复发性阿弗他溃疡(recurrent aphthous ulcer)"。周期性反复发生的口腔溃疡。多与免疫功能异常有关。

02.269 [牙]龈炎 gingivitis
牙龈组织的炎性病变。表现为牙龈红肿、口臭、出血等。

02.270 牙周病 periodontal disease
牙龈的炎症波及深层的牙槽骨、牙周膜、牙骨质，出现上述结构的炎症和破坏的疾病。表现为牙齿松动、脱落，齿槽骨萎缩等。

02.271 中耳炎 otitis media
各种致病因素导致中耳鼓室、鼓窦、乳突和咽鼓管等部位的炎症。可分为急性、慢性和胆脂瘤性中耳炎等。

02.272 听力减退 hearing loss, hyperacusis, dysacusis
听觉系统的传音或感音部分发生病变或功能上的损伤，导致听力下降的现象。

02.273 耳聋 deafness
听觉系统的传音或感音部分发生器质性或功能性病变，导致听力损害以致影响到人际间语言交流的疾病。

02.274 变应性鼻炎 allergic rhinitis
发生于鼻黏膜的Ⅰ型变态反应性疾病。以鼻痒、喷嚏、鼻分泌亢进和鼻黏膜肿胀等为主要特点。

02.275 鼻窦炎 sinusitis
鼻窦(额窦、蝶窦、上颌窦、筛窦)的化脓性炎症。可有发热、头痛、流脓性鼻涕等表现。

02.276 扁桃体炎 tonsillitis
腭扁桃体的化脓性炎症。急性者多发于儿童和青年，乙型溶血性链球菌、金黄色葡萄球菌等为主要致病菌。

02.277 咽炎 pharyngitis
咽部黏膜、黏膜下及淋巴组织的弥漫性炎症。以慢性反复发作者为多见。常见症状为咽部干燥感、分泌物增多等。

02.278 喉炎 laryngitis
喉部非特异性炎症。多呈慢性，常见症状为声音嘶哑、喉部干燥感、分泌物增多等。

02.279 鼻咽癌 nasopharyngeal carcinoma, NPC
发生于鼻咽部的恶性肿瘤。回缩鼻涕带血为其特征性症状。易有耳下淋巴结转移。

02.280 皮肤癣菌病 dermatophytosis
简称"癣(tinea)"。由皮肤癣菌等侵犯人的皮肤、毛发、甲板等部位引起的感染性疾病。

02.281 带状疱疹 herpes zoster
由水痘–带状疱疹病毒引起的病毒性皮肤病。以沿单侧周围神经分布的簇集性小水疱为特征，常伴有明显的神经痛。

02.282 接触性皮炎 contact dermatitis
接触某些外源性物质后，皮肤黏膜在接触部位发生的炎症反应。

02.283 湿疹 eczema
由多种内、外因素引起的真皮浅层及表皮的炎症，有渗出倾向。其病因复杂，一般认为与变态反应有关。

02.284 药疹 drug eruption
又称"药物性皮炎(dermatitis medicamentosa)"。由药物引起的皮肤和黏膜的过敏性反应，是药物不良反应的一种表现。

02.285 荨麻疹 urticaria
皮肤和黏膜的小血管反应性扩张及渗透性增加，导致局限性水肿的一种过敏性皮肤病。

02.286 特异质反应 idiosyncratic reaction
与药物剂量无关，而与个体特质反应相关的药物不良反应。

02.287 药物不良反应 adverse drug reaction, ADR
合格药品在正常用法、用量下出现的与用药目的无关的或意外的有害反应。

02.288 [脑]卒中 stroke
又称"脑血管意外(cerebrovascular accident)"。突然起病的脑血液循环障碍性疾病。可致意识障碍、偏瘫、甚至致命。分出血性与缺血性两类。

02.289 癫痫 epilepsy
又称"癫痫"。由多种病因引起、以脑神经元过度放电导致突然、反复和短暂的中枢神经系统功能失常为特征的慢性脑部疾病。

02.290 失神发作 absence seizure
一种癫痫症状。发作时突然动作停止，双眼茫然凝视，对外界没有反应，持续数秒至数十秒钟后又突然恢复发作前正在进行的活动。

02.291 失张力发作 atonic seizure
突然全身发软跌倒或颈部无力下垂，数秒钟后即恢复的现象。

02.292 热性惊厥 febrile convulsion, FC
婴幼儿时期，因体温升高诱发的一种特殊的癫痫综合征。

02.293 帕金森病 Parkinson disease, PD
又称"震颤麻痹(shaking palsy)"。原发性、渐进性中枢神经系统基底核、尤其是黑质变性的疾病。特征是震颤、肌强直、动作徐缓和姿势变形。

02.294 痴呆 dementia
各种原因引起的大脑功能异常，导致认知功能障碍的神志疾病。通常具有慢性或进行性发展的特点。记忆、语言、视觉、知觉、行为和执行能力，甚至情绪、个性都受影响。

02.295 重性精神病 holergasia, major psychosis
以精神分裂症为代表的，临床表现有幻觉、妄想、严重思维障碍、行为紊乱等精神病性症状，患者社会生活能力严重受损的一组精神疾病。主要包括精神分裂症、分裂情感性精神障碍、偏执性精神病、双相障碍等。

02.296 精神分裂症 schizophrenia
一组病因未明的精神病。有感知、思维、情感、行为等多方面障碍。

02.297 焦虑症 anxiety neurosis
全称"焦虑性神经症"。一种伴随一定躯体化症状的恐惧情绪。可急性发作，也可是一种长期持续的慢性过程。

02.298 抑郁[症] depression
各种原因引起的以心境低落为主要症状的疾病。常伴有焦虑、无助感、绝望感、精神运动迟滞、失眠等，严重的病例会导致自杀。

02.299 癔症 hysteria
又称"歇斯底里"。以部分或完全丧失对自我身份识别为特征的情绪反应为主的精神障碍。患者多有癔症性人格基础，常因强烈的应激生活事件和冲突诱发。

02.300 行为障碍 behavior disorder
行为的调节障碍。行为的模式、行为的意向及行为的表达发生障碍，如偷窃狂、同性恋等。也可以是其他疾病的伴发症状如意志减退、木僵、自杀等。

02.301 兴奋状态 excitatory state
精神活动普遍增加的状态。如情绪高涨，语言与动作增多等。

02.302 抑制状态 inhibitory state
精神活动处于低迷的状态。如语言和动作减少等。

02.303 木僵 stupor
精神病的一种症状。全身僵滞于一种固定的状态，甚至是一种极不舒适的状态，面无表情，不言不食。

02.304 违拗症 negativism
对被要求的事情表现抗拒的行为。如要他张口，他反而咬得更紧等。

02.305 自发活动 spontaneous activity
不依赖外部刺激、仅由自身内部的刺激或状态所引起的动作。如自言自语等。

02.306 思维松散 looseness of thinking
思维的目的性、连贯性和逻辑性障碍。表现为联想松弛，内容散漫，思维缺乏主题，一个问题与另外一个问题之间缺乏联系。

02.307 思维贫乏 poverty of thought
联想数量减少，概念与词汇贫乏的思维。表现为沉默少语，言谈单调或词穷句短，回答简单。

02.308 思维破裂 spliting of thought, frag-
mentation of thinking
内容缺乏内在意义上的连贯性和应有的逻辑性的思维。即概念之间联想的断裂，建立联想的各种概念内容之间缺乏内在的联系。

02.309 意志缺失 abulia
对未来缺乏要求或打算、甚至自己的生活也处在被动状态，处处均要别人督促的思维。

02.310 类神经症 kind of neurosis
一种自我感觉，并因此引起不适的症状。如感到有气在头部窜动，出现失眠、多梦、头痛、头昏等症状。

02.311 锥体外系反应 extrapyramidal reac-
tion
抗精神病药物治疗最常见的神经系统不良反应。主要有急性肌张力障碍、静坐不能、类帕金森病和迟发性运动障碍4种表现。以类帕金森病最为常见。

02.312 静坐不能 akathisia
一种内源性紧张和不安感。主观有不断动作

的需要，以致常不能长时间阅读或进行类似活动，甚至感到被一种外来的力量所驱使。焦虑和不适是常见的合并症状。

02.313 心理障碍 mental disorder
由各种不良刺激引起的心理异常现象。

02.314 情感障碍 affective disorder
对喜、怒、哀、乐、爱、憎、恐、忧等情感的体验和表达与现实不相适应的表现。多与某些心理、精神疾病有关。

02.315 烟草成瘾 tobacco addiction
又称"尼古丁依赖(nicotine addiction)"。患者对含有尼古丁的制品形成的依赖，有主动寻求使用的愿望。

02.316 酒精成瘾 alcohol addiction
患者对饮用含乙醇成分的液体形成的依赖，有主动寻求饮用的愿望。

02.317 戒断症状 withdrawal symptom
机体对某些不良嗜好形成依赖后，再戒除时出现的不适症状。

03. 社 区 急 诊

03.001 急诊医学 emergency medicine
诊治急性或危重患者的临床学科。任务在于迅速、有效地抢救急、危病例，包括处理各种特发灾害中的伤病人员。

03.002 死亡 death
生命的终结。

03.003 脑死亡 brain death
包括脑干在内的全脑功能不可逆转的丧失。

03.004 临床死亡 clinical death

伴有呼吸、心跳停止的意识丧失。此时细胞尚未出现死亡，如果能够尽快恢复心跳和呼吸，患者还有存活的可能性。

03.005 生物学死亡 biological death
临床死亡发展到一定程度，细胞供血、供氧停止，其相应的组织脏器功能不再能恢复。从社会学角度出发，也将脑死亡视为生物学死亡。

03.006 抢救 rescue
全力抓紧时间救治危重患者的过程。

03.007 心肺复苏 cardiopulmonary resuscitation, CPR
在患者心跳、呼吸骤停后，所采取的力图尽快恢复自主呼吸和循环功能的急救措施。

03.008 基础生命支持 basic life support
急救现场由专业或非专业人员进行的初期心肺复苏处理。包括开放气道、人工呼吸及胸外心脏按压。主要目的是向心、脑及全身重要脏器供氧，延长机体耐受临床死亡的时间。

03.009 加强生命支持 advanced life support
在基础生命支持的基础上，应用辅助设备和特殊技术(如心电监护、除颤器、人工呼吸器和药物等)建立与维持更有效的通气和血液循环的措施。

03.010 创伤生命支持 trauma life support
针对患者创伤进行的一系列抢救、复苏、治疗及处理措施。

03.011 昏迷 coma
意识障碍的最严重阶段。意识清晰度极度降低，对外界刺激无反应，程度较轻者防御反射及生命体征可以存在，严重者消失。

03.012 呼吸停止 respiratory arrest
由神经中枢控制的自主呼吸停止。

03.013 抬头举颏法 chin lift
开放气道的一种手法。抢救者左手掌根放在伤病员前额处，用力下压使头部后仰，右手食指和中指并拢放在伤病员下颌骨处，向上抬起下颌。不适于可疑颈椎骨折的患者。

03.014 双手托颌法 jaw-thrust
打开口腔的一种手法。抢救者在病员头侧，双肘位于病员背部水平，双手四指扣双侧下颌角向上牵拉，使下颌向前，头部后仰，双手拇指推开下唇，打开口腔。

03.015 心脏停搏 cardiac arrest
由各种原因导致的心脏突然不收缩或无效收缩，以致体循环衰竭、大动脉搏动消失、意识丧失、呼吸快而表浅并迅即转为停止，心电图表现为室颤或停搏的状态。

03.016 人工呼吸 artificial respiration
用人为的方法，以每分钟 10~12 次的频率，将气体吹入呼吸道内使肺扩张，再利用肺及胸廓的自身弹性回缩力使气体呼出，以维持患者基础生命活动的方法。

03.017 心脏按压 cardiac compression, heart massage
通过对心脏直接或间接按压以保证心跳停止时对机体主要脏器供血的方法。

03.018 闭胸心脏按压 close chest cardiac massage
现场抢救心跳骤停的方法。术者将双手掌根部重叠于胸骨中下 1/3 交界处，自肩背部垂直向掌根部冲击式加压，80 次/min 以上，以维持对机体主要脏器的供血。

03.019 心泵学说 cardiac pump theory
在闭胸心脏按压时，心脏在胸骨和脊柱之间受到挤压，使左右心室受压而泵出血液；放松压迫后，心室舒张，血液回心的学说。

03.020 大动脉 large artery
主动脉及其主要分支。包括无名动脉、颈总动脉、锁骨下动脉、椎动脉和髂总动脉等。

03.021 中央静脉 central vein
上、下腔静脉。

03.022 电除颤 electric defibrillation
用一定强度的电流作用于心脏，使全部或部

分心肌除极后，心脏在自律性最高的起搏点重新主导心脏节律(通常是窦性心律)的方法。

03.023　除颤器　defibrillator
通过释放电波消除病人心室颤动的器械。

03.024　单相波形除颤器　monophasic waveform defibrillator
以单方向释放电流的除颤器。

03.025　双相波形除颤器　biphasic waveform defibrillator
释放的电流在一个特定的时限是正向的，而在剩余的数毫秒内其电流方向改变为负向的除颤器。

03.026　自动体外除颤器　automated external defibrillator, AED
一种便携式，易于操作，专为现场急救设计的，经内置电脑分析和确定发病者是否需要予以电除颤，并于判断后自动给予电除颤的急救设备。

03.027　心肺复苏机　cardiopulmonary resuscitator
用于恢复病人心跳呼吸的机械。

03.028　植入型心律转复除颤器　implantable cardioverter defibrillator
具有支持性起搏和抗心动过速起搏、低能量心脏转复和高能量除颤等作用，能在几秒钟内识别患者的快速室性心律失常并能自动放电除颤的器械。

03.029　萨勃心肺复苏机　thumper cardiopulmonary resuscitator
将心脏按压装置与肺通气装置融为一体的心肺复苏机。能有效降低医务人员的体力劳动。

03.030　室性心动过速　ventricular tachycardia
简称"室速"。起源于心室的连续 3 个或 3 个以上、频率大于 100 次/min 的期前搏动组成的心律。

03.031　休克　shock
有效循环容量不足，组织和器官微循环灌注急剧减少的急性循环功能衰竭综合征。

03.032　闭合[性损]伤　closed injury
创伤发生后皮肤或黏膜尚保持完整无缺的损伤。

03.033　开放[性损]伤　open injury
创伤处有皮肤或黏膜破损的损伤。

03.034　止血　hemostasis, stop bleeding
通过药物或压迫、填塞、止血带等物理方式使出血部位停止出血的方法。

03.035　包扎　pack, pack up
对伤口用敷料覆盖并加以固定，以达到保护伤口、减少污染和帮助止血的方法。

03.036　固定　immobilization
通过各种方法限制受伤部位的活动，以减轻疼痛和阻止损伤进一步加重的方法。

03.037　转运　transport
将患者由事发现场安全转移至能够进行进一步治疗的医疗部门的过程。

03.038　绷带　bandage
由纱布等材料做成的条带。用来保护、固定、压迫或支撑伤口或受伤的肢体。

03.039　敷料　dressing
用于覆盖创面且能对创面进行保护的材料。

03.040　夹板　splint
用于人体各部位骨折、扭伤、关节脱位、复位术后的固定和半固定的板型医用器具。

03.041　心力衰竭　heart failure
简称"心衰"。多种病因引起的心脏舒缩功能障碍，形成具有血流动力学异常和多种神经体液因子参与的、以心脏泵出的血液不能满足组织的需求为特征的临床综合征。

03.042　呼吸衰竭　respiratory failure
由于肺内外各种原因引起的肺通气和(或)换气功能严重障碍，以致不能进行有效的气体交换，产生严重的缺氧和(或)高碳酸血症，从而引起一系列生理功能和代谢紊乱的临床综合征。

03.043　口咽气道　oropharyngeal airway
一种用于解除口咽部气道梗阻的医疗器具。弯管状，使用时将其置于舌与硬腭之间，以控制并解除气道梗阻，多用于昏迷、气道保持能力丧失的患者。

03.044　气管插管　tracheal intubation
将气管导管插入气道的过程。一般用于昏迷、需要机械通气、气道保持能力丧失的患者。

03.045　球囊面罩　bag valve mask
一种简易呼吸辅助装置。由面罩、球囊、储氧袋组成。急救时通过按压球囊的方法实施正压通气，将气体送入肺内，向患者供氧。

03.046　吸氧　oxygen inhalation
通过导管或面罩等多种方式增加患者吸入气体的氧浓度，以增加对组织供氧的过程。

03.047　灾害医学　disaster medicine
研究在各种自然灾害和人为事故造成的灾害性损伤条件下，实施紧急医学救治、疾病

防治和卫生保障的一门学科。

03.048　群体伤害事件　group injury incident
因相同的致病因素，同时造成3个以上伤病员的事件。

03.049　急诊分诊　emergency triage
在急诊室根据伤病员的病情轻重缓急决定医疗优先次序的一种方法。常用不同色彩表示：如用红色标签表示危及生命的病伤，需要紧急处理；用绿色标签表示轻微病变，允许等待处理等。

03.050　急救中心　emergency center
承担初步医疗急救工作和伤员转送的医疗部门。主管现场急救和伤员转送，以及承担大型活动的医疗保障任务。

03.051　急救车　ambulance
运送急重症患者的救护交通工具。车上配有一般急救设施，可至现场或在车上进行急救和生命支持，行驶时可发出报警声响以便患者得到快速转运。

03.052　中毒　intoxication
毒物进入体内，使机体发生功能性及器质性改变而出现的疾病甚至死亡的现象。

03.053　社区急救　community first aid
又称"院外急救"。社区卫生机构医师对伤病者实施紧急救治的专业技术服务行为。

03.054　急救医助　emergency staff
对各种急症、意外事故、创伤和突发公共卫生事件等施行现场初步紧急救护的医务辅助人员。

03.055　第一目击者　first witness
在现场目击突发伤害和危重疾病患者、报警呼救或利用平时的培训技能提供紧急救护

的人。

03.056　急救箱　first-aid kit
用于多种急重症的抢救及外伤处理的医疗急救工具箱。

03.057　急诊科　emergency department
医院内从事急诊医学的科室。

03.058　休克体位　shock position
将休克患者头及躯干抬高 10°~15°，下肢抬高 20°~30°，以增加回心血量，保证脑部血液供应的体位。

03.059　窒息　asphyxia
呼吸道由于某种原因受阻或异常，以致全身各器官和组织缺氧和(或)二氧化碳潴留而引起的病理状态。

03.060　气道异物　airway foreign body
因误吸等原因进入气道内的异物。可引起患者呼吸困难甚至窒息。

03.061　血胸　hemothorax
胸膜腔积聚血液的现象。

03.062　脑外伤　cerebral trauma
头部受到外力作用而产生的脑损伤。

03.063　颅内压　intracranial pressure
颅腔内的压力。通常以人的侧脑室内液体的压力为代表。成年人正常为 70~200mmHg（1mmHg=1.333 22×10^{2}Pa）。

03.064　颅内压增高　increased intracranial pressure
颅内压超过 200mmHg 的现象。常伴有头痛、呕吐、视乳头水肿等临床表现。

03.065　糖尿病昏迷　diabetic coma
由糖尿病引起的一组以意识障碍为特征的临床综合征。包括低血糖昏迷、酮症酸中毒、高渗性昏迷和乳酸酸中毒昏迷。

03.066　格拉斯哥昏迷评分　Glasgow coma score
通过睁眼、语言和运动三方面对意识障碍程度进行的量化评分。最高分 15 分，表示意识清楚；8 分以下，为昏迷；最低分为 3 分，表示深昏迷。

03.067　急性生理和慢性健康状况 II 评分　acute physiology and chronic health evaluation- II　score, APACHE- II　score
评价患者疾病严重程度的量化评分。由现时生理评价、年龄及既往健康评价三部分组成，分值越高，病情越重。

04. 全科医疗服务

04.001　患者健康问题　patient's health problem
与患者的疾病和健康有关的心理、行为、社会、经济和文化等方面有关的问题。

04.002　长期性健康问题　long-term health problem
过去、现在和(或)将来一直会影响个人健康

的问题。

04.003　暂时性健康问题　temporary health problem
急性或短期影响个人健康的问题。

04.004　未分化性疾患　undifferentiated illness

尚无法归于某种具体疾病的症状。多指疾病的早期，症状无特异性、表现泛化。

04.005 隐匿性疾病　latent disease
没有明显临床症状和体征的疾病。

04.006 既往史　past history, previous history
既往的疾病、手术、外伤和输血等与疾病相关的历史。

04.007 疾病史　history of disease
曾经患过某种疾病的历史。

04.008 手术史　operation history
曾经接受过手术治疗的历史。

04.009 外伤史　history of injury, traumatic history
曾经发生的后果比较严重的外伤历史。

04.010 输血史　history of blood transfusion
曾经接受过输血的历史。

04.011 家族史　family history
有血缘关系的直系亲属(如兄弟姐妹、父母、祖父母、外祖父母、子女)中患过具有遗传性或遗传倾向性疾病的病史。

04.012 怀特框图　White block diagram
一种描绘出一个月或一季度内居民自我保健和到不同服务机构内利用卫生服务的实际分布状况的矩形图。

04.013 移情　empathy
一个人认同、理解和感受他人的处境、情感、知觉和思想的心理现象。

04.014 门诊服务　outpatient service, ambulatory service
在全科医师诊所和医院的门诊部为患者提供的医疗服务。

04.015 预约系统　appointment system
计划和安排患者就诊时间的系统。

04.016 应诊　consultation
医生回应患者就诊的接触过程。一般在医生的诊室中或应邀进入患者家中进行。

04.017 联合应诊　joint consultation
又称"会诊"。由两名及以上的医生同时为一个患者进行检查，并随后就患者的问题进行讨论的过程。

04.018 应诊持续时间　duration of consultation
患者就诊或咨询时，医生和患者面对面交流的时间。

04.019 额外出诊　out-reach visit, reaching-out visit
针对具有某种特定的健康问题，却并没有就诊意图的患者的出诊。

04.020 等候时间　waiting time
患者到医院进行检查、治疗时，排队等候医疗服务的时间。

04.021 班后服务　out of hour service
常规工作时间以外(如下班后、节假日)的医疗保健服务。

04.022 照顾阶段　stage of care
从患者第一次向医生诉说某种健康问题开始，到为此问题的最后一次就诊为止的整个服务时间段。

04.023 疾病阶段　stage of disease
从疾病问题出现，到被解决或患者死亡的时间段。

04.024 疾患阶段 stage of illness
从症状出现，到完全消失的时间段。

04.025 老年医学 geriatric medicine
研究老年人及老年患者照顾的医学分支学科。

04.026 老年学评定 geriatric assessment
为确定老年人的生理、心理和社会功能所进行的评价。通常用来判定老年人能住在哪里和需要得到哪些帮助。

04.027 老年人日间照顾服务 geriatric day care
对老年人的一种健康服务。老年人可按规定的时间到日间照顾中心进行活动，并接受饮食以及一般健康照顾方面的服务。

04.028 居家照顾 home care
患者处于严重的失能状态或者患有疾病而又不适合住院治疗时，由基层医疗保健团队成员在患者家中提供的健康照顾。

04.029 孕产妇保健 maternity care
为保证和维护孕产妇健康所提供的服务。包括产前、围生期、产后照顾、育儿和绝育、计划生育指导等服务。

04.030 产前照顾 antenatal care, prenatal care
对孕妇进行的医疗照顾。从确认她们怀孕开始，到第一产程前或结束妊娠为止。

04.031 执业注册 practice registration
对完成规定培训的医疗和护理等人员，在执业所进行的法定认证。

04.032 疾病登记册 register of disease
对就诊患者所患疾病的记录册。

04.033 国际疾病分类 International Classification of Diseases, ICD

由世界卫生组织疾病分类合作中心负责修订、推广，目前国际上各成员在卫生统计中共同采用的对疾病、损伤和中毒及死亡原因进行统计编码的统一疾病分类方法。

04.034 国际功能、残疾和健康分类 International Classification of Functioning, Disability and Health, ICF
世界卫生组织于 2001 年通过的新残疾分类概念。用残损、活动受限、参与受限三个层次表示。反映人体健康功能状态的三个侧面(身体功能、个体功能、社会功能)。

04.035 基层医疗保健国际分类 International Classification of Primary Care, ICPC
由世界全科医师组织(WONCA)国际分类委员会依据全科医师服务的特点和方式制定的医疗保健问题的分类和编码方法。

04.036 基层医疗保健过程国际分类 International Classification of Process in Primary Care, IC-Process-PC
由世界全科医师组织(WONCA)国际分类委员会设计，用以在基层保健服务过程中对疾病的诊断和治疗过程进行分类和编码的方法。

04.037 基层医疗保健精神病症诊断与统计手册 Diagnostic and Statistical Manual of Mental Disorder for Primary Care, DSM-PC
由美国精神病协会(APA)编写的国际上通用的对精神病症进行标准化界定的工作手册。是基层医疗保健的分册。

04.038 身份识别码 identification number
每一位社会成员的个人数字编码，由生日、性别等数据组成。

04.039 病历记录链接 medical record linkage

为了收集分布于两个或两个以上病历中的信息而使用的方法。

04.040 病历回顾 record review

为了研究卫生服务中的特定问题，而对以往医疗记录进行使用、复习、评审的过程。

04.041 生命档案记录 life record

涉及生命事件的记录，如出生、死亡、死产、胎儿死亡、结婚、收养、离婚和分居等。

04.042 病历记录 medical record

每次就诊时对患者的问题及其处置所做的记录。

04.043 临床日志 clinical log

医学生和受训医生在每日接诊过程中记录的他们遇到的、想到的以及感觉到的临床问题的笔记。

04.044 电子病历 electronic medical record, EMR

以计算机为基础的病案记录系统。

04.045 临床思维 clinical thinking

医生在认识、判断和治疗疾病等临床实践中进行分析、判断、综合、推理的思维过程。

04.046 医学哲学 philosophy of medicine

以哲学的整体观、系统论、辩证论和方法论为指导，通过对医学理论和实践中普遍、共性问题的研究，揭示医学主体思维活动普遍规律的学科。

04.047 系统性思维 systemic thinking

通过对整体与部分之间相互联系、相互作用的研究，将分析与综合辩证地结合起来，达到从整体上正确认识处理问题的思维方式。

04.048 批判性思维 critical thinking

基于严格的推断，善于进行质疑、辨析的思维方式。

04.049 推论 inference

根据研究证据推导出的结论，是基于证据的判断。

04.050 病例讨论 case conference, case discussion

有关患者疾病诊断与治疗问题的讨论，是一种解决临床问题的方法。

04.051 随机案例分析 random case analysis

从特定某日或某病种就诊的患者中随机抽取病例进行的案例分析。

04.052 问题案例分析 problem case analysis

对察觉到有问题的病例所进行的案例分析。

04.053 病史采集 history taking

通过医生与患者的问答，了解疾病或健康问题的发生、发展与患者需求等信息的过程。

04.054 就诊原因 reason for seeing a doctor

某人到卫生服务机构就诊的原因，表现了此人对卫生服务的需求。

04.055 问诊 inquiry

医师通过对患者或相关人员的系统询问，获取病史资料，再经过综合分析做出初步判断的一种诊断方法。

04.056 开放式问题 open-ended question

调查者向被调查者提出问题，被调查者回答时不必从备选答案中选择，而可以自由地在指定的范围内表达自己意见的调查。

04.057 封闭式问题 close-ended question

调查者向被调查者提出问题，被调查者回答

时只能从备选答案中做出选择，来表达自己意见的调查。

04.058 倾听 listen for, listen attentively to
交谈中专心地听取，不随意打断患者的诉说，表现出对患者尊重的态度。

04.059 主诉 chief complaint
患者诉说其本次就诊主要原因的方式。通常表述其感受到的最明显的症状、体征及其持续时间。

04.060 症状 symptom
患者自己或他人对其机体功能所感知的各种异常表现。

04.061 功能性症状 functional symptom
非器质性原因所致、多被认为是由心理和精神问题引起的症状。

04.062 体征 sign
患者自己发现的或医生检查发现的患者体格上的异常现象。

04.063 综合征 syndrome
多个症状和体征组成的一组症候。大多用于有相同症状和体征的一组疾病的描述。

04.064 体格检查 physical examination
医生用自己的感官或辅助器具(如听诊器等)对患者进行的观察和检查。

04.065 实验室检查 laboratory examination
借助实验室方法对患者的血液、体液、组织等标本进行的检查。

04.066 辅助检查 accessory examination
对疾病的诊断起辅助作用的检查项目。如心电图、肺功能、各种内镜检查和影像学检

查等。

04.067 诊断 diagnosis
医生针对患者、家庭或社区的健康问题做出的判断。

04.068 诊断标准 diagnosis criteria
为医学界公认的，确定一种疾病或健康问题所必需依据的标准。

04.069 诊断索引 diagnosis index
记录患者就诊日期、诊号、姓名、年龄、性别、诊断结果的系统。

04.070 诊断聚类 diagnosis clustering
将相关并适于比较的临床病况分类归入到诊断目录、类别中的过程。

04.071 诊断类别 diagnosis category
医疗中的诊断分类，如临床诊断、影像诊断和病理诊断等。

04.072 鉴别诊断 differential diagnosis
从具有相似病史、体征、症状的两种及两种以上的疾病中，做出的对患者所患疾病的判断。

04.073 急性疾病 acute disease
发病突然，或严重的、需要立刻处理的疾病，病程一般短于4周。

04.074 亚急性疾病 subacute disease
病程大于4周，但小于6个月的疾病。

04.075 慢性疾病 chronic disease
起病缓慢或病程迁延的疾病，病程一般在6个月以上。

04.076 慢性疾病类别 classification of chronic disease

2005 年世界卫生组织将慢性疾病分为：慢性非传染性疾病、迁延性传染病、长期的精神疾患、进行性的身体结构损伤四类。

04.077　疾病复发　recurrence of disease, relapse of disease
疾病治愈后，原发病机制依然存在所致的疾病再现。

04.078　临床决策分析　clinical decision analysis
应用临床诊断结论的概率估算方法和有关数据，分析临床决定的方法。

04.079　临床方案　clinical protocol
根据临床情况制订的诊疗方针和实施程序。

04.080　支持性照顾　supportive care
对不能治愈的病患，给予促进、维持机体功能和心理完好状态的医疗照顾。

04.081　抚慰　reassurance and support
通过解说，帮助患者解开疑点、摆脱恐惧、恢复战胜疾病的信心。

04.082　重症照顾　critical care
生命受到威胁阶段所提供的相应医疗服务。

04.083　药物处方　drug prescription
具有处方权的人员，诊断或治疗疾病时，开具的购药和使用方法的凭据。

04.084　药物利用评价　drug utilization review
依据药物的疗效、毒副作用、花费及使用的方便与否等因素综合评价某一药物的方法。

04.085　非药物治疗　non-drug treatment
通过改善生活方式、干预生活行为及心理治疗等，而非药物治疗疾病或消除不适的方法。

04.086　时段式转诊　interval referral
全科医师对患者进行某种特定的诊断或治疗后将患者进行的一段时期的转诊。期间，对患者的照顾一般应由接诊医生负责。

04.087　并行式转诊　collateral referral
全科医生仍在全面负责照顾患者，只是对患者的某一专科问题而进行的转诊。

04.088　跨越式转诊　cross referral
未经全科医师同意，患者自行在他处就诊或被接诊医生又转诊至第三位医生，以致脱离了全科医师照顾的情况。

04.089　分离式转诊　split referral
各专科医生只管本科的问题，无人对患者全面负责的转诊。

04.090　转诊阈值　referral threshold
全科医师在应诊过程中根据对患者病情的分析，决定是否予以转诊的病情程度。

04.091　转诊信　referral letter
将患者转给另一位医师时，书写的介绍其病情的有关信件。

04.092　临床监控　clinical governance
医疗机构通过对医疗质量的监控，以持续改进其服务质量的管理体制。

04.093　住院天数　hospital day
患者自入院到出院的累计天数。不论入院、出院在上午或下午，入院、出院合计为一天。主要反映病床周转的情况。

04.094　出院总结　discharge summary
概要记载患者住院治疗期间疾病诊断、病

情、病程、治疗过程及出院后治疗处理意见的文书。

04.095　维恩图　Venn diagram
用以描绘两个或更多的疾病或概念相互重叠的图示。是用来研究疾病相互关系问题的重要工具。

04.096　临床流程　clinical flow
对患者进行临床医疗照顾的步骤。

04.097　临床审计　clinical audit
对临床服务的结构、过程和结果是否达到既定标准的审查活动。

04.098　临床路径　clinical pathway
针对特定病种或手术等制订的临床诊断与治疗规范性的流程和操作步骤。旨在规范医疗行为、缩短住院天数、降低成本、保证质量。

04.099　临床实践指南　clinical practice guideline
帮助医生针对特定的临床问题做出恰当处理的临床医疗指导意见。

04.100　循证临床指南　evidence-based guide-line
依据循证医学方法开发的临床指南。

04.101　过度检查　overtesting
在医疗过程中给予患者不必要的或重复的检查。

04.102　过度治疗　overtreatment
在医疗过程中给予患者不必要的或重复的治疗。

04.103　不良反应　adverse reaction, side effect
某一医学措施所产生的有害健康的结果。最多见的是药物不良反应。

04.104　医源性疾病　iatrogenic disease
因诊断或治疗措施引起的疾病。

04.105　死亡证明　death certificate
具有国家认定的、有相应权限的医生或其他指定的卫生工作者签署的证明一个人死亡的凭据。

04.106　个案管理　case management
针对某人一定的健康问题所进行的医疗服务过程。

04.107　指标　indicator
一个可测量的、定性的或定量的要素或变量。

04.108　健康指标　health indicator
一种反映特定人口重要健康信息的可测量和可记录的变量。

04.109　健康概况　health profile
对某一人群健康状况的所有组成成分的描述。

04.110　健康资源–风险平衡模式　health resources-risk balance model
体现促进健康理念和以患者为中心的一种全科医疗应诊服务的临床模式。包括患者面临的客观危险因素和为化解这些风险可利用的健康资源两个方面。

04.111　临床结局　clinical outcome
经过一定时间，某种健康问题、治疗方案和医学干预所显示的临床结果。

04.112　循证医学　evidence-based medicine, EBM
以最佳证据为基础进行临床诊疗的医学。

04.113 临床预防 clinical prevention
在临床医疗中，在对导致健康损害的主要危险因素进行评价的基础上，对患者或健康人实施的个体预防干预措施。

04.114 机会性预防 opportunistic prevention
医生在接诊中就患者表现出的某些问题，给予劝告以预防疾病的措施。

04.115 化学预防 chemoprophylaxis
对无症状的人使用药物、营养素、生物制剂或其他天然物质作为预防措施，防止某些疾病的方法。

04.116 健康咨询 health counselling
针对性的、互动式的，改变咨询者的不良生活行为，降低疾病发生的危险因素，阻止疾病发生和发展的健康教育模式。

04.117 遗传咨询 genetic counselling
从事医学遗传的专业人员或医师，对被咨询者提出的家庭中遗传性疾病的相关问题予以解答，并对其婚育问题提出建议和具体指导的过程。

04.118 筛查 screening
应用快速、简便的检验、检查手段，从表面健康者中查出可能患病者，以便进一步诊治的过程。

04.119 病例发现 case finding
对就诊患者实施的某些检查，以发现患者就诊原因以外的其他疾病的过程。

04.120 周期性健康检查 periodic health examination
运用规范的、格式化的健康筛检方案，按照一定的时间间隔，为个体实施的健康检查计划。

04.121 随访 follow-up visit
对有健康问题的个人或群体的定期观察。以便对预防工作、临床诊断和疗效进行评价，即时发现新的相关问题。

04.122 健康状况评价量表 health status evaluation scale
采取问卷方式，针对不同人群、家庭、社区等的健康状况和健康行为进行全面评价的表格。

05. 社 区 康 复

05.001 康复 rehabilitation
治疗因外伤或疾病遗留的功能障碍，以提高患者的生活质量，恢复生活、学习和工作能力的医学措施。

05.002 社区康复 community-based rehabilitation, CBR
利用社区资源进行的康复医学服务。包括医疗康复、教育康复、职业康复和社会康复等。

05.003 专业机构康复 institute-based reha-
bilitation, IBR
利用医院资源进行的康复医学服务。主要是康复医学和医疗康复的措施。

05.004 家庭康复训练 family rehabilitation training
在康复机构和训练员指导下，在家中对患者进行的康复训练。

05.005 心理治疗 psychotherapy
又称"心理疗法"。运用心理治疗的有关理

论和技术，消除或缓解患者的心理问题与障碍，促进其人格的成熟和发展，达到治疗疾病、促进康复目的的方法。

05.006 心理支持 psychological support
通过心理治疗，在精神上给患者不同形式和不同程度的支持与帮助。

05.007 心理疏导 psychological counselling
应用心理学知识改变患者的认知、情绪、行为和意志，以达到消除症状、治疗疾病的方法。

05.008 心理康复 psychological rehabilitation
患者在专家的指导与帮助下，逐渐摆脱消极心理的影响，建立起积极人生目标的过程。

05.009 工娱疗法 occupation recreational therapy
全称"工作和文娱疗法"。组织慢性精神病、人格障碍、精神发育迟缓等患者进行适当的生产劳动和文娱体育活动，以促进康复的一种辅助治疗手段。

05.010 认知疗法 cognitive therapy
通过改变患者对己、对人或对事的看法与态度，来改变患者所呈现的心理问题的治疗方法。

05.011 行为疗法 behavior therapy
根据行为学理论原理来认识和治疗临床问题的心理治疗方法。

05.012 物理疗法 physical therapy
利用各种物理因子，改善和恢复患者及残疾者功能的康复治疗方法。

05.013 作业疗法 occupational therapy
采用作业活动(如生活、娱乐、工作、学习活动)方式，改善和恢复患者及残疾者功能的康复治疗方法。

复治疗方法。

05.014 言语疗法 speech therapy
采用发音训练、言语训练和认知训练等方式手段，改善和恢复患者及残疾者言语功能的康复治疗方法。

05.015 开放管理 open management
精神病患者当疾病基本控制后，在医院外接受治疗和康复的管理措施。

05.016 森田疗法 Morita therapy
一种顺其自然、为所当为的心理治疗方法。主要适用于治疗神经症、自主神经失调等身心疾病。

05.017 社会技能训练 social skill training
帮助患者学会社会人际交往和社会生活技能的训练方法。

05.018 工艺制作训练 production technology training
又称"工艺疗法(arts and crafts therapy)"。培训慢性精神病、精神发育迟缓等患者的手工操作的方法。

05.019 职业康复 vocational rehabilitation
为患者修复或重建职业技能，谋求或维持从事适当职业能力的过程。

05.020 医学康复 medical rehabilitation
以医疗技术为主要手段，改善患者和残疾者功能的康复措施。

05.021 教育康复 educational rehabilitation
以教育为主要手段改善患者和残疾者功能的康复措施。

05.022 社会康复 social rehabilitation
通过政策、立法等社会态度，提高患者和残

疾者社会地位和作用的康复措施。

05.023　康复预防　rehabilitation prevention
通过综合的康复措施，预防残疾的发生(一级预防)、预防残疾的进展和加重(二级预防)，以及预防残疾复发(三级预防)的方法。

05.024　团队模式康复　team mode rehabilitation
多学科和多专业合作，共同致力于患者功能康复的工作方式。

05.025　康复团队　rehabilitation team
由康复医师、物理治疗师、作业治疗师、言语治疗师、假肢技师、康复护士、康复心理师、运动医学医师、社会工作者等组成的康复工作小组。

05.026　康复医师　physiatrist
具有执业医师资格，负责患者临床医疗和康复医疗计划的制订，并参与实施医学专业技术的人员。

05.027　物理治疗师　physical therapist, PT
具有执业资格，针对患者和残疾者的功能障碍进行躯体功能评定、治疗方案制订和操作实施的专业技术人员。

05.028　作业治疗师　occupational therapist, OT
具有执业资格，针对患者和残疾者的功能障碍进行作业评定和分析、制订治疗方案和操作实施的专业技术人员。

05.029　言语治疗师　speech therapist, ST
具有执业资格，针对患者和残疾者的言语障碍进行言语评定、方案制订和操作实施的专业技术人员。

05.030　康复工程　rehabilitation engineering
系统应用科学与工程手段通过代偿或者替代的途径，改善和恢复患者及残疾者功能康复的学科。

05.031　假肢技师　prosthetist
又称"矫形技师(orthotist)"。具有执业资格，能够评定、装配、制作和使用假肢器的专业技术人员。

05.032　康复心理师　rehabilitation psychologist
具有执业资格，采用心理评定、心理疏导和心理训练等方式，改善和恢复患者及残疾者心理功能的专业技术人员。

05.033　康复治疗师　rehabilitation therapist
具有执业资格，能够从多方面针对患者和残疾者的功能障碍进行功能评定、方案制订和操作实施的专业技术人员。包括物理治疗师与作业治疗师。

05.034　康复护理　rehabilitation nursing
在常规护理的基础上，通过以鼓励患者主动活动为基本途径，协助康复医师和康复治疗师改善和提高患者及残疾者的躯体和心理功能的过程。

05.035　康复护士　rehabilitation nurse
具有执业资格，经过康复护理专业培训，可以进行护理评定和康复护理操作，改善和恢复患者和残疾者功能障碍的专业技术人员。

05.036　康复目标　rehabilitation goal
康复治疗所应该达到的结果。包括躯体、生理、精神和心理功能的改善，让患者或伤残人士重返社会。

05.037　康复评定　rehabilitation evaluation
在临床检查的基础上，对病、伤、残者的功

能状况及其水平进行客观的、定性的和(或)定量的描述，并对结果做出合理解释的过程。

05.038 残疾 disability
各种躯体、身心、精神疾病或损伤以及先天性异常所致的解剖结构和生理功能的异常和(或)丧失，造成机体长期、持续或永久性的功能障碍，而不能被治愈的状态。

05.039 原发性残疾 primary disability
由各类疾病、损伤、先天性异常等直接引起的残疾。

05.040 继发性残疾 secondary disability
原发性残疾后，由于患者躯体活动受限和心理障碍，造成肌肉、骨骼、心肺功能等出现失用或废用性改变，导致器官和系统新的或者进一步的功能障碍。

05.041 环境改造 environmental adaptation
通过对环境的适当调整，使环境能够适合残疾人的生活、学习或工作的需要，为残疾人参与社会活动创造基本条件的整个过程。

05.042 神经功能重塑 neuroplasticity
神经控制功能受损后，神经组织通过自我调控和代偿发生的适应性改变。

05.043 原动肌 agonist
发起和完成特定动作的主要动作肌肉。

05.044 拮抗肌 antagonist
功能与原动肌相反的肌肉。

05.045 协同肌 synergist
配合原动肌，随原动肌一同收缩，使其更好地发挥功能作用的肌肉。

05.046 肌耐力 muscle endurance
骨骼肌重复收缩或者持续收缩的能力。

05.047 肌张力 muscle tone
骨骼肌维持静态姿势的收缩力。表现为持续、微小、交替的肌肉收缩，是维持身体各种姿势和正常活动的基础。

05.048 活动 activity
泛指一切物体或事物的动态变化。如心理活动、生理活动、社会活动、生活活动等。在运动医学与康复医学的范畴特指与躯体运动相关的动态变化。

05.049 运动 motion
泛指物体的各种物理性活动。如人体运动、车辆运动、分子和原子的运动等。在康复医学的范畴特指人体有特定目标的各种躯体活动。

05.050 徒手肌力评定 manual muscle strength assesment, MMT
评定者借助重力或徒手施加阻力的前提下，对受试者所测肌肉(或肌群)最大自主收缩能力的肌力评定方法。

05.051 徒手肌力评定分级 MMT grading
对徒手肌力评定的分级方法。从弱到强共分为6级。

05.052 等长肌力评定 isometric strength assesment
采用等长收缩形式测定肌力的方法。包括握力、捏力、背拉力及四肢肌力等。

05.053 肌张力评定 muscle tone assessment
通过对肌肉外观、硬度、关节活动受限的程度及阻力，不同姿势时肌肉运动的状态，完成特定动作时关节运动的阻力等评价肌张力的方法。

05.054 肌张力过高 hypertonia, hyper-myotonia
肌张力高于正常静息水平的肌肉状态。

05.055 肌张力障碍 myodystonia
以持续和扭曲的不自主运动为特征的骨骼肌收缩亢进状态。

05.056 肌张力低下 hypomyotonia
肌张力低于正常静息水平的肌肉状态。

05.057 痉挛 spasm
由于牵张反射兴奋性所致的速度依赖性肌肉过度收缩的病理生理状态。是肌张力增高的常见形式。

05.058 强直 rigidity
主动肌和拮抗肌张力同时增加，使得各个方向的关节被动活动阻力均增加的肌张力亢进现象。

05.059 踝阵挛试验 ankle clonus test
通过突然踝关节背伸运动，诱发腓肠肌与比目鱼肌连续节律性收缩，计算节律收缩的频度和持续时间，判断肌肉痉挛严重程度的试验。

05.060 主动活动范围 active range of motion
肌肉随意收缩使关节产生运动时所通过的最大运动弧。

05.061 被动活动范围 passive range of motion
外力使关节活动时所通过的最大运动弧。

05.062 功能位 functional position
在关节运动不能恢复的前提下，保持最佳关节功能的关节位置。

05.063 抗痉挛位 anti-spastic position
最有利于缓解肌肉痉挛的肢体位置。

05.064 平衡功能 balance function
维持身体直立姿势的能力。正常平衡能保持体位，在随意运动中可调整姿势，以及安全有效地对外来干扰做出反应。

05.065 协调功能 coordination function
人体多组肌群共同参与并相互配合，进行平稳、准确、良好控制的运动能力。是完成精细运动技能动作的必要条件。

05.066 静态平衡 static balance
静止状态维持姿势的能力。可以在站立位或坐位进行评定，结果分析包括站立维持时间以及身体重心自发摆动或偏移的程度等。

05.067 动态平衡 dynamic balance
运动状态维持姿势的能力。包括稳定极限测定的能力和重心主动转移的能力。

05.068 协调运动障碍 coordination dysfunction
共济失调(随意运动无法平稳执行，动作速度、范围、力量及持续时间均出现异常)和随意运动障碍(手足徐动、舞蹈症等)的总称。

05.069 应激试验 stress test
通过刺激，使机体功能逐步进入最强状态或失代偿状态，诱发相应的生理和病理生理表现，从而有助于临床诊断和功能评估的试验。

05.070 心电图运动试验 electrocardiogram exercise test
在运动时采用心电图作为主要检测指标的试验。通常包括活动平板试验和踏车试验。

05.071 分级运动试验 graded exercise test
运动强度逐步递增的运动试验。通常指心电运动试验。

05.072　6分钟步行测试　6 minute walking test

在体力可耐受并且无症状的前提下，尽快步行 6min 或 12min 并记录行走的最长距离的试验。是运动能力评定的简易方法。

05.073　主观用力程度分级　rating of perceived exertion, RPE

根据运动者自我感觉用力程度来衡量相对运动水平的半定量指标。

05.074　心率–血压乘积　rate-pressure product, RPP

心率和收缩压的乘积。代表心肌氧耗量的相对水平。

05.075　呼吸功能　respiratory function

机体通气和气体交换的能力。

05.076　代谢当量　metabolic equivalent, MET

以安静、坐位时的能量消耗为基础，表达各种活动时相对能量代谢水平的常用指标。

05.077　步态　gait

人类步行的行为特征。

05.078　步态分析　gait analysis

通过生物力学、运动学、电生理学和能量代谢过程的手段，对步行时步态异常的关键环节和影响因素进行揭示，从而协助康复评估和治疗的方法。

05.079　自然步态　natural gait

最佳能量消耗或最省力的步行姿态。要求步长、步宽、步频合理，上身姿势稳定。

05.080　步行周期　gait cycle

平均步幅时间。即一足离地到该足再次离地的时间。相当于支撑相与摆动相之和。

05.081　支撑相　stance phase

又称"支撑期""站立期"。步行时下肢着地的时期。占步行周期的 60%。

05.082　摆动相　swing phase

又称"摆动期""迈步期"。步行时下肢在空中向前摆动的时期。占步行周期的 40%。

05.083　偏瘫步态　hemiplegic gait

摆动相时患侧足下垂、内翻、骨盆代偿性抬高、髋关节外展外旋，下肢向外侧划弧迈步及膝过伸和支撑时间缩短的一种步态。

05.084　截瘫步态　paraplegic gait

损伤平面 L_3 以下截瘫患者，摆动相显著足下垂并出现跨槛步态，常采用膝过伸的姿态，以增加膝关节和踝关节稳定性的一种步态。

05.085　帕金森步态　Parkinson gait

步行启动困难、下肢摆动幅度减小、髋膝关节轻度屈曲、重心前移、步频加快以保持平衡的步态。表现为慌张步态。

05.086　臀大肌步态　gluteus maximus gait

俗称"鹅步(goose gait)"。臀大肌功能障碍时，支撑相躯干前后摆动显著增加的步态。

05.087　臀中肌步态　gluteus medius gait

俗称"鸭步(duck gait)"。臀中肌功能障碍时，支撑相躯干左右摆动显著增加的步态。

05.088　共济失调步态　ataxic gait

患者由于肌肉张力不稳定，表现为快速而不稳定的步态，类似于醉汉行走姿态。

05.089　日常生活活动能力评定　evaluation of daily living activity

满足日常生活基本需要的活动能力的评定。

05.090　活动分析　activity analysis
对每个作业活动的基本动作组成和顺序的分析。包括找出适合患者需求、兴趣和生活习惯的个体化作业治疗活动，并观察患者完成作业活动的能力。

05.091　工具性日常生活活动　instrumental activities of daily living, IADL
维持独立生活所必需的活动。主要是与躯体、言语、认知相关的较精细的运动功能，包括使用电话、购物、家务、服药、理财、使用交通工具、处理突发事件以及休闲活动等。

05.092　基础性日常生活活动　basic activities of daily living, BADL
维持生存所必需的每日反复进行的最基本的活动。主要是以躯体功能为主的较粗大的运动功能，包括进食、梳妆、洗澡、如厕、穿衣等；以及功能性移动，如翻身、坐起、行走等。

05.093　脑高级功能障碍　mental higher grade dysfunction
由脑损伤导致的大脑功能障碍。包括感知障碍、认知障碍、言语障碍、心理障碍等。

05.094　感知障碍　perceptual disorder
脑损伤后在感觉输入系统完整的情况下，大脑对感觉刺激的分析、认识和整合障碍。表现为失认症和失用症。

05.095　认知障碍　cognitive disorder
脑损伤导致患者处理、储存、提取和运用信息的能力障碍。包括注意、记忆、计算及思维、解决问题等方面的障碍。

05.096　失认症　agnosia
大脑半球的损害，感觉信息向概念化水平的传输和整合过程受到破坏，失去了对外界事物特征的理解、分析和判断能力的一种病理状态。

05.097　失用症　apraxia
脑损害导致的不能以运动瘫痪、感觉丧失及共济失调所解释特定活动或运动的执行障碍。如观念性失用症、运动性失用症和结构性失用症等。

05.098　运动性失用症　motor apraxia
丧失了运动记忆，导致不能按要求进行有目的的运动的障碍。常见于上肢和舌，如很难洗脸、刷牙、梳头、划火柴、倒茶、用钥匙开门及与人打招呼等。

05.099　单侧忽略　unilateral neglect
脑损伤后较常见的脑高级功能障碍。患者的初级感觉完好，但不能对大脑损伤灶对侧的身体或空间呈现的刺激做出反应。

05.100　废用综合征　disuse syndrome
由于组织、器官、系统功能长期不使用而导致的机体功能障碍。

05.101　过用综合征　overuse syndrome
由于组织、器官、系统功能过分使用而导致的机体功能障碍。

05.102　失语症　aphasia
由于脑高级功能障碍所引起的言语障碍。包括听、说、读、写和计算障碍。

05.103　构音障碍　dysarthria
又称"构音困难"。神经病变导致与言语相关肌肉的麻痹、收缩力减弱或运动不协调所致的言语障碍。

05.104　发声障碍　dysphonia
又称"发音困难"。呼吸及喉头调节的器质性或功能性异常导致的发声困难或障碍。

05.105 失读症 alexia
没有视觉障碍或智能障碍的患者，由于脑病变导致语言文字阅读能力丧失或减退的症状。

05.106 失写症 agraphia
脑损害所引起的原有书写功能受损或丧失的症状。包括失语性失写症、非失语性失写症和过写症。

05.107 运动训练 exercise training
反复进行的有目的的和针对性的，有特定内容和规范，旨在提高身体活动能力的运动锻炼。

05.108 运动处方 exercise prescription
以处方形式制订的运动锻炼方案。包括运动方式、运动治疗量(强度、时间、频率)和注意事项。

05.109 运动强度 exercise intensity
训练过程中单位时间的运动负荷。

05.110 极量运动 maximal exercise
患者可承受的最高运动负荷。

05.111 亚极量运动 submaximal exercise
一般为最高运动负荷的 70%～85%的运动负荷。

05.112 电刺激运动 exercise induced by electrical stimulation
采用电刺激诱发肌肉收缩活动，以预防肌肉萎缩和关节粘连的运动方式。

05.113 被动运动 passive exercise
患者肢体完全放松，不用力，肌肉不收缩，动作的发生和完成完全靠器械、他人手或患者本人健手来进行。

05.114 助力运动 assistant exercise
借助器械、健侧肢体或他人的帮助等外力辅助下，患者主动肌肉收缩完成的运动方式。

05.115 主动运动 active exercise
患者主动独立完成，以增强肌力和耐力、改善关节功能、心肺功能和全身状况的运动方式。

05.116 抗阻运动 resistance exercise
患者主动进行对抗阻力的运动方式。阻力可以来自器械或他人，以提高肌力和肌肉耐力。

05.117 渐进抗阻训练 progressive resistance training
逐渐增加或递减运动负荷的训练方法。即测定可重复 10 次的最大收缩力，按照最大收缩力的 50%、75%和 100%的负荷递增，或者按照 100%、75%、50%的负荷递减。

05.118 等长运动 isometric exercise
又称"静力性运动(static exercise)"。肌肉收缩时肌纤维的长度不变，张力增加，关节角度不变的运动方式。用于肌力训练。

05.119 等张运动 isotonic exercise
又称"动力性运动(dynamic exercise)"。肌肉收缩时肌纤维长度缩短或延长，张力基本保持不变，关节角度变化的运动方式。

05.120 向心收缩 concentric contraction
等张运动的一种形式。特征是肌肉收缩时肌纤维长度缩短，基本目的是产生肢体运动。

05.121 离心收缩 eccentric contraction
又称"离心延伸"。等张运动的一种形式。特征是肌肉收缩时肌纤维的长度延长，基本目的是控制肢体运动。

05.122 肌力训练 muscle strength training

以增强肌肉绝对随意收缩力量为主要目标的运动锻炼方法。强调大重量，少重复。

05.123 肌耐力训练 muscle endurance training

以增强肌肉运动耐力为主要目标的运动锻炼方法。强调小重量、多次重复。

05.124 有氧训练 aerobic training

运动中以有氧代谢为主，旨在提高机体有氧运动能力的锻炼方法。其特征是大肌群节律性和等张收缩运动，中等或较小强度，持续 $10\sim60$min。

05.125 牵张训练 stretching training

对肌肉和韧带进行的牵伸性活动训练。缓慢持续的牵张动作，用于缓解肌肉痉挛；快速牵张则有利于促进神经肌肉的兴奋性，用于促进瘫痪肌肉的收缩。

05.126 呼吸训练 respiration training, breathing training

保证呼吸道通畅，提高呼吸肌功能，促进排痰和痰液引流，以及加强气体交换效率的锻炼方法。

05.127 缩唇呼吸训练 pursed-lip breathing training

经鼻腔吸气，呼气时将嘴缩紧，如吹口哨样，在 $4\sim6$ s 内将气体缓慢呼出的方法。通过增加呼气阻力使支气管内保持一定压力，防止支气管及小支气管壁塌陷，并减少肺内残气量。

05.128 局部呼吸训练 segmental lung expansion training

在胸部局部加压的呼吸方法。治疗师或患者把手放于需加强部位，在患者吸气时施加压力，以增加胸部局部的呼吸能力。

05.129 抗阻呼吸训练 resistive breathing training

在呼气时施加阻力的训练方法。可以适当增加气道阻力，减少或防止气道在呼气时塌陷，从而改善呼气过程，如采用缩唇呼气法等，常用于慢支肺气肿或阻塞性肺疾病的患者。

05.130 腹式呼吸训练 abdominal breathing training

强调以膈肌呼吸为主并适当深呼吸，以减慢呼吸频率，提高通气效率的方法。用于慢性支气管炎、肺气肿或阻塞性肺疾病的患者。

05.131 咳嗽训练 cough training

促使气道分泌物移动，随咳嗽排出体外的动作训练。

05.132 能量保存技术 energy conservation technique

以较小能量消耗完成预定日常生活、工作、学习和娱乐活动的技术。

05.133 放松训练 relaxation training

通过精神放松和肌肉放松，缓解肌肉痉挛、缓解疼痛、降低身体和心理应激、调节自主神经、改善睡眠的锻炼方式。

05.134 平衡训练 balance training

促进身体平衡功能的锻炼方式。包括薄弱肌肉的专项训练、躯干控制力训练、平衡器官训练、步行训练等。

05.135 协调训练 coordination training

促进身体协调功能的锻炼方式。包括上下肢协调、左右侧协调、速度协调、位相协调等。

05.136 步行训练 ambulation training
以提高步行能力为目标的锻炼方式。包括独立步行训练和辅助步行训练。

05.137 辅助步行训练 ambulation training with walking aides
使用助行器具包括助行器、拐杖等协助步行的运动锻炼。

05.138 转移训练 transfer training
提高患者体位转换能力包括卧位-坐位、坐位-站位、床-轮椅、轮椅-座椅等的体位转换能力的锻炼方式。

05.139 医疗体操 medical gymnasium
有医疗目的的体操活动。包括中国传统形式的拳、功、操。对骨关节、韧带、肌肉、心肺功能等均有积极的作用。

05.140 文娱疗法 recreation therapy
有医疗目的的球类运动、游戏等各种娱乐性活动。

05.141 压力疗法 pressure therapy
应用正压或负压治疗功能障碍的方法。如肌肉的正压用于缓解肌肉痉挛，肢体负压用于治疗肢体血管扩张、改善组织代谢等。

05.142 神经肌肉促进技术 neuromuscular development technique
又称"神经发育疗法(neurodevelopment therapy)"。以姿势反射、神经反射、各种感受器、中枢神经重塑等生理活动为基础的，促进瘫痪肌肉功能恢复的锻炼方法。

05.143 牵引 traction
通过外力或重力对患者的躯体施加两个相反方向力，使关节间隙增大、组织放松的治疗方法。

05.144 牵引处方 prescription of traction
对牵引类型、患者体位(角度和位置)、牵引重量、持续时间、作用方式(间断或连续)、频率、疗程、注意事项等的指导意见。

05.145 颈椎牵引 cervical traction
对颈椎疾病进行牵引治疗的方法。

05.146 腰椎牵引 lumbar traction
对腰椎间盘突出症、椎小关节紊乱等腰痛疾病进行牵引治疗的方法。

05.147 关节牵引 joint traction
对四肢关节由于骨科疾患引起的关节活动范围受限，特别是挛缩及粘连关节进行牵引治疗的方法。

05.148 间断牵引 intermittent traction
牵引过程中牵引力间断性放松，如此反复多次的牵引方法。

05.149 持续牵引 continuous traction
牵引力持续作用于牵引部位的方法。

05.150 冷疗法 cold therapy
以冷作为因子的治疗方法。包括冷水敷、冰敷、冷风等方式。用于促进血管收缩、减少出血和肿胀、减轻疼痛等。

05.151 热疗法 heat therapy
以热作为因子的治疗方法。包括蜡疗、红外线治疗、湿热治疗等。用于增加胶原结缔组织的延展性，改善局部血液循环和代谢，增强神经-肌肉功能等。

05.152 电疗法 electrotherapy
利用各种电刺激和电场进行治疗的方法。包括直流电、低频、中频和高频电疗等。广泛用于疼痛、软组织损伤、神经瘫痪、肌肉痉挛等。

05.153　超声疗法　ultrasound therapy
利用超声的机械特性和温热作用进行治疗的方法。主要用于镇痛解痉、软化瘢痕、松解粘连、减轻或消除血肿、促进组织再生、促进骨痂生长、加速骨折修复等。

05.154　光疗法　phototherapy
利用光线的生物作用进行治疗的方法。红外线主要通过热效应改善局部血液循环和组织代谢，缓解疼痛和痉挛；紫外线通过光化学作用和直接作用，改善组织代谢、促进伤口愈合等。

05.155　低能量激光疗法　low energy laser therapy
低能量激光对组织产生激活作用的治疗方法。可改善组织血液循环、加速组织修复、提高痛阈、减少炎性渗出等。

05.156　磁疗法　magnetotherapy
利用磁场调节身体功能的治疗方法。用于止痛、消炎、消肿、镇静、促进创面愈合，促进骨折愈合、软化瘢痕等。

05.157　生物反馈疗法　biofeedback therapy
应用电子技术将人的肌电、皮温、血压、心率、脑电等体内不随意生理活动转变为视听信号，再通过学习和训练使患者对体内不随意生理活动进行自我调节控制，并最终治疗疾病的方法。

05.158　功能性电刺激　functional electric stimulation
用电流刺激已丧失功能的器官或肢体，以代偿或纠正功能障碍的治疗方法。包括膈肌起搏、膀胱电刺激和肢体功能性电刺激等。

05.159　神经源性膀胱　neurogenic bladder
由于神经损伤或者病变导致的膀胱控制障碍。表现为尿失禁和尿潴留。

05.160　膀胱容量–压力测定　volume-pressure measurement of bladder
通过测定膀胱压力和容积的关系，来判断膀胱舒缩功能和尿道括约肌功能，以确定膀胱安全容量和最大容量，为膀胱训练提供基础数据的方法。

05.161　膀胱训练　bladder training
提高膀胱储尿和排尿能力的训练方法。

05.162　神经源直肠　neurogenic rectum
由于神经损伤或者病变导致的直肠控制障碍。表现为便秘和大便失禁。

05.163　排便训练　bowel training
提高直肠排便能力的训练方法。

05.164　脑卒中康复　stroke rehabilitation
针对脑卒中患者躯体和脑功能的障碍，采取综合性措施，以改善功能，提高生活质量，使患者重返社会的康复治疗。

05.165　脑卒中康复方案　rehabilitation program of stroke
旨在促进脑卒中康复的治疗方案。包括物理治疗、作业治疗、言语治疗、矫形器和辅助具应用、心理治疗、康复护理、肌肉痉挛处理等。

05.166　脑卒中单元　stroke unit
在医院的一定区域内，针对脑卒中患者，由神经内科、急诊医学中心、神经介入治疗组、康复科、神经外科等多学科专业人员讨论和实施的，具有诊疗规范和明确治疗目标的，并延伸到卒中恢复期和后遗症期的医疗综合体。包括家庭医疗的完善的科学管理系统，是脑血管病管理的新模式。

05.167　联合反应　associated reaction
受累侧完全不能产生随意收缩，但当非受累

侧肌肉用力收缩时,其兴奋可波及受累侧而引起受累侧肌肉收缩的反应。

05.168　联合运动　associated movement
又称"共同运动"。偏瘫患者完成某项活动时所引发的肢体定型的组合活动,而不是选择性运动。即患者主动发起诱发而又不能随意控制的运动模式。

05.169　脊髓损伤康复　rehabilitation of spinal cord injury
针对脊髓损伤患者躯体和心理的功能障碍,采取综合性措施以改善和提高功能,使患者重返社会的康复措施。

05.170　脊髓损伤平面　spinal cord injury level
脊髓生理功能损伤的截面。包括感觉平面和运动损伤平面。

05.171　脑瘫康复　rehabilitation of cerebral palsy
针对脑瘫导致的功能障碍和发育问题,采取综合性措施和针对性教育以改善和提高功能,使患儿能够加入社会的康复措施。

05.172　烧伤康复　burn rehabilitation
针对烧伤后疤痕和关节功能障碍进行的康复治疗。

05.173　癌症康复　cancer rehabilitation
针对癌症本身和临床治疗所导致的疼痛、食欲不振、体能下降、心理和体能活动障碍等进行的康复治疗。

05.174　冠心病康复　rehabilitation of coronary artery disease
针对冠心病导致的生理、心理和社会功能障碍而进行的康复治疗。旨在帮助患者缓解症状,积极干预冠心病危险因素,阻止或延缓疾病的发展过程,减轻残疾和减少再次发作

的危险。

05.175　高血压康复　rehabilitation of hypertension
通过运动训练、药物控制、生活方式干预、心理应激处理等综合措施,使高血压患者的症状得以控制,预防高血压合并症发生的康复治疗。

05.176　心力衰竭康复　rehabilitation of heart failure
简称"心衰康复"。在药物治疗的基础上应用运动疗法等方法,减轻心衰患者的症状、延长寿命、提高生活质量的康复治疗。

05.177　慢性阻塞性肺疾病康复　rehabilitation of chronic obstructive pulmonary disease
针对慢性阻塞性肺疾病导致的呼吸功能障碍采取的控制危险因素、预防复发的康复治疗。

05.178　中频电治疗仪　medium frequency electrotherapeutic apparatus
利用频率为 1～10kHz 的正弦或非正弦交流电治疗疾病的仪器。对神经肌肉组织有兴奋、镇痛、促进血液循环、消炎和软化瘢痕的作用。

05.179　经皮电刺激神经治疗仪　transcutaneous electrical nerve stimulative apparatus
利用低频脉冲小于 1000Hz 的交流电,通过皮肤表面电极对神经进行电刺激以达到镇痛目的的治疗仪器。

05.180　超短波治疗仪　ultrashort wave therapeutic apparatus
应用波长为 1～10m,频率为 30～300MHz 的超短波治疗疾病的仪器。具有改善血液循

环、镇痛、消炎、降低肌肉张力和加速组织生长修复等作用。

05.181 红外线治疗仪 infrared therapeutic apparatus
应用光谱范围在 0.76～400μm 的光波治疗疾病的仪器。具有改善血液循环、促进炎症吸收、镇痛、缓解肌肉痉挛、促进组织再生、软化瘢痕等作用。

05.182 肌电生物反馈仪 electromyographic biofeedback therapeutic apparatus
将人体的肌肉电信号或模拟的肌肉电信号，经过放大后转换为对肌肉的刺激电流或可识别的声、光、图像、曲线等信号，再根据这种信号的提示和反馈用于疾病治疗的仪器。

05.183 牵引床 traction table
用于腰椎或颈椎牵引的治疗床。

05.184 肩关节回旋训练器 shoulder wheel trainer
采用转盘或者长活动臂，进行肩关节绕环训练的装置。

05.185 肩梯 shoulder ladder
刻有横行阶梯的长条形训练器具。通过手指沿着阶梯上移，逐渐增加肩关节的活动范围。

05.186 滑轮吊环训练器 pulley ring trainer
采用滑轮和吊环组合，训练肩关节和上肢的主动与被动活动能力的设备。

05.187 肘关节牵引椅 elbow joint traction chair
装有固定上臂和牵引前臂装置的座椅。其牵引的重量和方向、座椅的高度、固定的部位都可以调节。

05.188 墙壁拉力器 wall pulley
通过滑轮和重量训练胸背肌肉和上肢肌肉的训练器。

05.189 支撑器 supporter
用于上臂支撑能力训练的器具。

05.190 握力计 hand dynamometer
测定手握力的器具。

05.191 功率车 ergometer
用于功能评定和训练的脚踏车或手摇车。

05.192 踏步器 bicycle trainer
用于下肢踏步活动的训练器具。

05.193 肋木 wall bar
由多个横行杠组成的梯形设备。用于上下肢关节活动和肌力训练、躯干牵伸及平衡训练。

05.194 站立架 standing frame
固定患者，使其直立的装置。

05.195 功能牵引网架 frame for suspension and traction
安放在治疗床上的网架。辅助进行助力运动和免重运动。

05.196 平行杠 parallel bar
类似于双杠，用于平衡和步行训练的器具。

05.197 平衡板 balance board
用于平衡训练和姿势控制训练的器具。底面为弧形面，上面为平面。

05.198 姿势矫正镜 posture mirror
使患者看到自己的异常姿势并纠正的姿势训练专用镜。

05.199 矫形器 orthosis
用于辅助肢体(包括上肢、下肢、脊柱)活动的外固定装置。广泛用于神经瘫痪、关节疼痛、骨关节畸形纠正等。

05.200 拐杖 crutch
用于辅助患者步行的器具。包括手杖、肘杖、腋杖。

05.201 斜床 tilting bed
电动或手动改变床的角度的训练装置。用于站立训练、直立性低血压训练等。

06. 社区公共卫生

06.001 预防医学 preventive medicine
以预防为基本观点，以人群健康和疾病与外界环境之间的关系为研究对象，以公共卫生、社区医学、环境医学、流行病学、卫生统计学和自我保健学为研究手段和措施，以预防和控制疾病、保护和促进健康、延长寿命和提高生活质量为目的的一门应用性医学学科。

06.002 流行病学 epidemiology
研究人群中疾病与健康状况的分布及其影响因素，并研究防制疾病及促进健康的策略和措施的学科。

06.003 遗传流行病学 genetic epidemiology
研究与遗传有关的疾病在人群中的分布、病因以及制定预防和控制对策的学科。

06.004 传染病流行病学 infectious disease epidemiology
研究传染病在人群中发生、流行过程及影响流行过程的因素，并制定预防、控制和消灭传染病对策与措施的学科。

06.005 行为流行病学 behavioral epidemiology
研究影响人群疾病或健康的行为因素，并应用于行为改善(干预)以防治疾病和促进健康的学科。

06.006 精神卫生流行病学 mental health epidemiology
研究精神疾病及与精神健康有关的状态在人群中发生、发展的原因、分布规律；同时探讨保障和促进人群心理健康，以预防和减少各类心理与行为问题的发生；从而制定预防、控制精神疾病及促进精神健康的策略和措施，并评价其效果的学科。

06.007 循证卫生决策 evidence-based decision making in health care
遵循现有最好的证据制定关于一组患者、一个医院、一个社区和一个国家的医疗卫生服务、卫生管理模式、公共卫生策略和医疗卫生政策的学问。它使卫生决策科学、合理和有效。

06.008 地方病 endemic disease
局限于某些特定地区发生或流行的疾病，或是在某些特定地区经常发生并长期相对稳定的疾病。

06.009 传染性疾病 infectious disease
简称"传染病"。由各类病原体引起的疾病。

06.010 新发传染病 emerging infectious disease
在人群中新出现的或过去存在于人群中的，但是其发病率突然增加或者地域分布突然扩大的传染性疾病。

06.011 职业病 occupational disease

当职业有害因素作用于人体的强度与时间超过机体的代偿功能，造成机体功能性或器质性改变，并出现相应的临床征象，影响劳动和生活能力的疾病。

06.012 法定职业病 legal occupational disease
各国政府根据本国的经济和科技水平，用法令的形式做出明确规定的职业病。每个国家所规定的职业病名单不尽相同，只在本国具有立法意义。

06.013 突发公共卫生事件 emergency public health event
造成或者可能造成社会公众健康严重损害的重大传染病疫情、群体不明原因的疾病、重大食物中毒和职业中毒以及其他严重影响公众健康的突发事件。

06.014 病原体 pathogen
能够使宿主致病的各类微生物的通称。包括：细菌、病毒、立克次氏体、支原体、衣原体、螺旋体、真菌和寄生虫等。

06.015 致病力 pathogenicity
一种病原体侵入机体后引起疾病的能力。也就是感染者中成为临床患者(显性感染)的比重。

06.016 毒力 virulence
病原体感染机体后引起严重病变的能力。表示发生疾病的严重程度。

06.017 传染源 source of infection
体内有病原体生长、繁殖并且能排出病原体的人或动物。包括患者、病原携带者和受感染的动物。

06.018 传染期 communicable period
患者排出病原体的整个时期。一般需依据病原学检查和流行病学调查结果加以判断，是决定传染病患者隔离期限的重要依据。

06.019 潜伏期 incubation period
自病原体侵入机体到最先临床症状出现的时间。

06.020 病原携带者 carrier
没有任何临床症状而能排出病原体的人。

06.021 传播途径 route of transmission
病原体从传染源排出后，侵入新的易感宿主前，在外环境中所经历的全部过程。

06.022 疫源地 epidemic focus
传染源及其排出的病原体向其周围传播所能波及的范围，即可能发生新病例或新感染的范围。一般将范围较小的或单个传染源所构成的疫源地称为"疫点(epidemic spot)"，若干疫源地连成片并且范围较大时称为"疫区(epidemic area)"。

06.023 传染过程 infectious process
病原体进入宿主机体后，与机体相互作用、相互斗争的过程，即传染发生、发展直至结束的整个过程。

06.024 宿主 host
在自然条件下被传染性病原体寄生的人或其他动物。

06.025 接触传播 contact transmission
经直接与传染源接触或被传染源的排出物及分泌物等污染的日常生活用品接触而造成的疾病传播。通常分为直接接触传播和间接接触传播两种。

06.026 直接接触传播 direct contact transmission
在没有外界因素参与下，传染源直接与易感者接触而造成的疾病传播，如性病等。

06.027　间接接触传播　indirect contact transmission
易感者与被传染源的排出物或分泌物等污染的日常生活用品接触而造成的疾病传播。

06.028　经水传播　water-borne transmission
通过饮用水传播或接触疫水而引起的传染病的传播。一般肠道传染病经此途径传播。

06.029　经食物传播　food-borne transmission
通过含有病原体或受到病原体污染的食物而造成的疾病传播。

06.030　节肢动物传播　arthropod transmission
通过节肢动物而造成的疾病传播。传播方式包括机械携带和生物性(如吸血等)传播。

06.031　经土壤传播　soil-borne transmission
通过被病原体污染的土壤而造成的疾病传播。

06.032　垂直传播　vertical transmission
又称"母婴传播(maternal transmission)""围生期传播(perinatal transmission)"。孕妇分娩前和分娩过程中,其体内的病原体传给子代的传播。包括经胎盘传播、上行性传播和分娩时传播。

06.033　人群易感性　herd susceptibility
人群作为一个整体对传染病的易感程度。其高低取决于该人群中易感个体所占的比例。

06.034　群体免疫力　herd immunity
人群对于传染病的侵入和传播的抵抗力。可以从群体中有免疫力的人口占全人口的比例来反映。

06.035　免疫规划　planned immunization, immunization program
根据疫情监测和人群免疫状况分析,按照规定的免疫程序,有计划、有组织地利用疫苗进行预防接种,以提高人群的免疫水平,达到控制乃至最终消灭相应传染病目的的方法。

06.036　预防接种　vaccination
将生物制品(抗原或抗体)接种到机体,使机体获得对传染病的特异性免疫力,从而保护易感人群,预防传染病发生的措施。是预防、控制甚至消灭传染病的重要手段。

06.037　人工主动免疫接种　artificial active immunization
将疫苗接种到机体,使之产生特异性免疫,从而预防传染病发生的措施。

06.038　人工被动免疫接种　artificial passive immunization
将含有特异性抗体的血清或细胞因子等制剂注入机体,使机体被动地获得特异性免疫力而受到保护的措施。

06.039　疫苗　vaccine
病原微生物或其代谢产物经理化因素处理后,使其失去毒性但保留抗原性的生物制品。

06.040　灭活疫苗　inactivated vaccine
选用免疫原性强的病原微生物,经人工大量培养后,用理化方法灭活后制成的疫苗。如霍乱、百日咳和伤寒等疫苗。

06.041　类毒素　toxoid
细菌的外毒素经 0.3%~0.4%的甲醛处理后,使其失去毒性但保留抗原性的疫苗。如破伤风类毒素和白喉类毒素等。

06.042 消毒 disinfection
用化学、物理、生物等方法消除或杀灭外界环境中的致病性微生物的措施。包括预防性消毒和疫源地消毒。

06.043 预防性消毒 preventive disinfection
在没有发现明确传染源时，对可能受到病原微生物污染的场所和物品实行的消毒。属预防性措施。如饮水消毒、乳制品消毒、空气消毒等。

06.044 疫源地消毒 disinfection of epidemic focus
对现有或曾经有传染源存在的场所进行的消毒。目的是杀灭传染源排出的病原体，属防疫措施。又分为随时消毒和终末消毒。

06.045 随时消毒 concomitant disinfection
当传染源还存在于疫源地时所进行的消毒。即对传染源的排泄物、分泌物或被污染的物品、场所进行的及时消毒。

06.046 终末消毒 terminal disinfection
当传染源痊愈、死亡或离开后对疫源地所进行的彻底消毒。目的是完全消除传染源播散在外环境中的病原体。

06.047 医源性传播 nosocomial transmission
在医疗、预防工作中，由于未能严格执行规章制度和操作规程，人为造成的某些传染病的传播。

06.048 内源性感染 endogenous infection
又称"自身感染"。由于各种原因，患者自身抵抗力降低，对身体内的正常菌群的感受性增加而发生疾病的过程。

06.049 外源性感染 exogenous infection
由来自患者自身以外(如其他患者、工作人员和外环境等)的病原体引起感染的过程。

06.050 健康监护 health surveillance
通过各种检查和分析，掌握人群健康状况，早期发现健康损害征象，评价有害因素对接触者健康的影响，以维护人群健康的活动。

06.051 就业前健康检查 pre-employment examination
对准备从事某种作业的人员进行的健康检查。目的在于了解受检查者原来的健康状况和发现职业禁忌证。

06.052 职业禁忌证 occupational contraindication
从事特定职业或者接触特定职业危害因素时，比其他人更易遭受职业危害和罹患职业病，或可能导致原有自身疾病病情加重等个人特殊的生理、病理状态。

06.053 单纯观察 simple survey
非实验性的观察。如人口调查。调查的方法可以是当面询问、自填问卷、通信或查阅现有记录等。

06.054 暴露 exposure
研究对象接触某种待研究的物质(如重金属)、具备某种待研究的特征(如年龄、性别及遗传等)或行为(如吸烟)等的一种状态。

06.055 暴露人群 exposure population
暴露于待研究因素的人群。

06.056 对照人群 control population
除未暴露于所研究的因素外，其他各种影响因素或人群特征(如年龄、性别、民族、职业、文化程度等)都尽可能地与暴露人群相同，并具有可比性的一组观察人群。

06.057 内对照 internal control
在被选择的一组研究人群中，暴露于所研究

因素的对象为暴露组，其余非暴露者为群内对照组。

06.058　外对照　external control
当选择某特定人群作为暴露人群研究时，如不能从该人群中选出对照组，则在此人群之外去寻找的对照组。

06.059　总人口对照　total population control
利用整个地区现成的人口资料为对照，研究其中部分人群特征的方法。

06.060　目标人群　target population
根据研究目的选择的，其研究结果能够适用和推论到总体的人群。

06.061　一级目标人群　primary target population
希望能实施计划所建议的健康行为的人群。

06.062　二级目标人群　secondary target population
对一级目标人群有重要影响的人，或能激发教育和加强一级目标人群行为和信念的人。

06.063　三级目标人群　third target population
决策者、经济资助者和其他对计划的成功有重要影响的人。

06.064　研究对象　subject investigated
为研究提供资料而且研究结果唯一直接适用的一部分个体或群体。

06.065　基线资料　baseline information
在研究对象选定之后，详细收集的每个研究对象在研究开始时的基本情况。包括暴露的资料及个体的其他信息，如人口特征(如年龄、性别、种族等)和可能影响研究结局的特征(如健康状况、病史和治疗史、疾病严重程度、共患疾病等)等。

06.066　现场试验　field trial
在实地环境下进行的、以自然人群作为研究对象的实验研究。常用于评价疾病预防措施的效果，如评价疫苗预防传染病的效果。

06.067　描述性研究　descriptive study
又称"描述流行病学(descriptive epidemiology)"。利用常规监测记录或通过专门调查获得的数据资料(包括实验室检查结果)，按照不同地区、不同时间及不同人群特征分组，描述人群中疾病、健康状态或暴露因素的分布情况，并在此基础上进行比较分析，获得疾病三间分布的特征，进而提出病因假设和线索的研究。

06.068　现况研究　status quo study
又称"横断面调查(cross-sectional study)"。对特定时点(或期间)和特定范围内人群中的有关变量(因素)与疾病或健康状况关系的描述。即调查这个特定群体中的个体是否患病和是否具有某些变量(或特征)等情况，从而描述所研究的疾病(或某种健康状况)以及有关变量(因素)在目标人群中的分布，进一步比较分析具有不同特征的暴露与非暴露组的患病情况或患病组与非患病组的暴露情况，为研究的纵向深入提供线索和病因学假说。

06.069　分析性研究　analytical study
选择一个特定的人群，对由描述性研究提出的病因或流行因素的假设进行的分析检验。是检验或验证科研假设的一类研究方法。

06.070　病例对照研究　case-control study
选定患有某特定疾病的一组患者作为病例，以未患该病但具有可比性的人群作为对照，测量并比较病例组与对照组中各因素的暴露比例，经统计学检验，若两组差别有意义，则可认为因素与疾病之间存在着统计学上的关联，用以判断暴露危险因素与某病有无关联及其关联程度的一种观察性研究方法。

06.071　队列研究　cohort study
选定暴露及未暴露于某种因素的两组人群，随访观察一定时间，比较两组人群某种疾病结局(发病或死亡)的差异，从而判断暴露因素与发病或死亡有无因果关联及关联大小的一种观察性研究方法。包括前瞻性队列研究、历史性队列研究和双向性队列研究。

06.072　随机对照试验　randomized controlled trial, RCT
在人群中进行的、前瞻性的、用于评估医学干预措施效果的试验性对照研究。把研究对象随机分配到不同的比较组，每组施加不同的干预措施，然后通过适当时间的随访观察，估计比较组间重要临床结局发生频率的差别，以定量估计不同措施的作用或效果的差别。

06.073　临床试验　clinical trial
以病患者为研究对象的实验研究。常用于评价药物或治疗方法的效果。

06.074　社区试验　community trial
又称"社区干预项目(community intervention program, CIP)"。以尚未患所研究疾病的人群作为整体进行观察的试验。常用于对某种预防措施或方法进行的考核或评价。

06.075　个体试验　individual trial
对未患所研究疾病的个体进行的实验研究。常用于在健康人群中推行预防接种、药物预防等措施的效果评价。

06.076　职业环境监测　occupational environmental monitoring
对生产环境中有害因素做定性和定量的监测。评价劳动环境的质量及工人与有害因素的接触水平，结合病因分析，从而提出控制接触的意见。

06.077　危险因素　risk factor
能引起某特定不良结局(多指生物性的，如疾病等)发生，或使其发生的概率增加的因子。包括个人行为、生活方式、环境和遗传等多方面的因素。

06.078　散发　sporadic
某病的发病率呈历年的一般水平，各病例间在发病时间和地点方面无明显联系，散在发生于较大范围地区的现象。

06.079　暴发　outbreak
在一个局部地区或集体单位中，短时间内突然有很多相同的患者出现的现象。

06.080　流行　epidemic
某病在某地区显著超过其历年发病率水平的现象。应根据不同病种、不同时期、不同历史情况进行判定。

06.081　大流行　craze
当疾病迅速蔓延，跨越省界、国界或洲界，且发病率远远超过本地一定历史条件下的流行水平的现象。如流感、霍乱的世界大流行。

06.082　短期波动　rapid fluctuation
以日、周、月为计数单位观察的短期疾病发病率数据规律。常用于较大数量的人群。

06.083　疾病季节性　disease seasonal variation
疾病每年在一定季节内呈现发病率升高的现象。

06.084　疾病周期性　disease periodicity
疾病发生频率经过一个相当规律的时间间

隔，呈现规律性变动的状况。通常每隔 1～2 年或几年后发生一次流行。

06.085 环境污染 environmental pollution
由于自然或人为原因使环境介质中的原有有害成分增加或增添了新的有害成分，致使环境质量下降，对人类和其他生物的正常生存和发展产生不良影响的现象。

06.086 光化学烟雾 photochemical smog
大气中存在的碳氢化物和氮氧化物等在强烈日光紫外线作用下，经过一系列光化学反应而生成的浅蓝色烟雾。是以汽油作为动力燃料以后出现的一种大气污染物。

06.087 剂量−效应关系 dose-effect relationship
作用物的量与作用效果间的关系。多指药物剂量与疗效之间的关系，亦指人体对环境有害物质暴露量与所产生的生物学效应之间的关系。

06.088 剂量−反应关系 dose-response relationship
环境有害物质暴露量的增加，与其引起人群中具有某种生物效应的人数变化之间的关系。

06.089 疾病预防控制中心 Center for Disease Control and Prevention, CDC
集疾病监测和分析、预防与控制、检验与评价、技术管理与服务、综合防治与健康促进为一体的公共卫生专业机构。是实施政府卫生防病职能的专业机构。

06.090 卫生监督所 Institute of Public Health Supervision
在其辖区内，依照法律、法规行使卫生监督职责的执行机构。

06.091 观察单位 observation unit
被观察或测量对象的最基本单位。可以是一个人、一只鼠、一个样品、一个采样点或一个地区等。

06.092 变量 variable
对观察单位进行测量的某项特征。

06.093 变量值 value of variable
又称"测量值"。进行测量或观察时得到的被观察单位的特征值。

06.094 数值变量 numerical variable
通过测定每个观察单位的某项特征的大小所得到的数据。其变量值以数值表示，通常有度量衡单位。

06.095 分类变量 categorical variable
通过确定每个观察单位的某项特征的性质或类别得到的数据。其变量值是定性的，表现为互不相容的类别或属性，没有度量衡单位。

06.096 同质性 homogeneity
研究对象具有的相同状况或属性等的共性。

06.097 变异 variation
同一总体中不同个体间存在的差异。

06.098 总体 population
根据研究目的确定的同质观察单位的全体。即同质的所有观察单位的某种变量值的集合。

06.099 样本 sample
总体中的一部分观察单位的某项变量值的集合。这一部分必须是对总体具有代表性的，或者是总体的缩影。

06.100 样本量 sample size
研究所抽取的样本，包含研究对象的数量。

06.101　计量资料　measurement data

用定量的方法对观察单位进行测量得到的资料。如血压值、胆固醇值等。

06.102　计数资料　enumeration data

用定性的方法对观察单位进行测量得到的资料。

06.103　普查　census

在特定时间对特定范围内人群中的每一成员进行的全面调查或检查。

06.104　抽样调查　sampling survey

通过随机抽样，对特定时点、特定范围内人群的一个代表性样本进行调查，以样本的统计量来估计总体参数所在范围的方法。即通过对样本中的研究对象的调查研究，来推论其所在总体的情况，是相对于普查的一种比较常用的现况研究方法。

06.105　简单随机抽样　simple random sampling

按照一定的技术程序，以一定的概率抽取样本的方法。如从总体 N 个对象中，利用抽签或其他随机方法(如随机数字)抽取 n 个构成一个样本。"随机"不等于随意或随便。

06.106　典型调查　typical survey

在对某事物做全面分析的基础上，根据调查目的选择有代表性的典型，进行深入细致调查的方法。是一种非随机抽样的方法。

06.107　系统抽样　systematic sampling

按照一定顺序，机械地每隔若干单位抽取一个单位的抽样方法。

06.108　分层抽样　stratified sampling

将调查的总体按照不同的特征(如性别、年龄、居住条件、文化水平、疾病的严重程度等)分成若干次级总体(层)，然后再从每一层内进行单纯随机抽样，组成一个样本的方法。

06.109　整群抽样　cluster sampling

将总体分成若干群组，抽取其中部分群组作为观察单位组成样本的抽样方法。

06.110　多级抽样　multistage sampling

将抽样过程分阶段进行，每个阶段使用的抽样方法不同，往往将以上抽样方法结合使用的抽样方法。在流行病学调查中常用。

06.111　偶遇抽样　accidental sampling

又称"便利抽样""自然抽样"。调查者根据实际情况使用对自己最为便利的方式选取样本的方法。可以抽取偶然遇到的人或者选择那些最容易找到的人作为调查对象。

06.112　立意抽样　purposive sampling

研究者依据研究目标和对情况的主观判断选取和确定调查对象的方法。

06.113　雪球抽样　snowball sampling

当无法了解总体情况时，可以从能找到的少数个体入手先进行调查，并请这些人介绍其他符合条件的人，扩大调查面，如此重复下去直到达到所需样本含量的方法。

06.114　误差　error

在医学研究中，测量值与真实值的差。

06.115　系统误差　systematic error

某种必然因素所致，具有一定的方向性，使观察结果一律偏高或偏低的误差。产生原因主要有设计方案的不周密、测量仪器的不准确、回答问题的偏倚等。

06.116　随机测量误差　error of random measurement

偶然机遇所致、无方向性，对同一样品多次测定，结果不完全一致的误差。

06.117 抽样误差 sampling error
从同一总体中抽样，得到某变量值的统计量与总体参数之间的差。

06.118 资料收集 collection of data
按照设计要求取得准确可靠的原始数据的过程。

06.119 资料整理 organization of data
依据研究目的和设计对研究资料的完整性、规范性和真实性进行核实、录入、归类，使其系统化、条理化，便于进一步分析的过程。

06.120 资料分析 data analysis
根据研究设计的目的和要求，结合资料的类型和分布特征，选择正确的统计方法进行分析，计算有关指标，阐明事物内在联系和规律的过程。

06.121 频数 frequency
对一组研究对象进行观察，其中某变量或指标数值出现的次数。

06.122 极差 range
在资料分析过程中，观察值中的最大值和最小值之差。符号 R。

06.123 众数 mode
在资料分析过程中，出现次数最多的数值。

06.124 平均数 average
描述一组同质观察值的集中趋势或平均水平的指标。对于连续性定量变量，是应用最广泛、最重要的一个指标体系。常用的有算术平均数、几何平均数和中位数三种。

06.125 算术平均数 arithmetic mean

一组变量值之和除以变量值个数所得的商。反映一组观测值在数量上的平均水平。

06.126 几何平均数 geometric mean
适用于观察值变化范围跨越多个数量级的资料，一般呈正偏态分布，常用几何均数描述这类资料的集中位置。医学中常用于抗体的平均滴度，药物的平均效价等资料。符号 G。

06.127 中位数 median
一组观察值，按大小顺序排列，位置居中的变量值(n 为奇数)或位置居中的两个变量值的均数(n 为偶数)。中位数是一个位次上的平均指标。符号 M。

06.128 方差 variance
反映一组观察值的变异程度。同类资料比较时，方差越大，表明数据间离散程度或变异度越大。

06.129 标准差 standard deviation
方差的算术平方根。与方差不同的是，标准差的度量单位与原来变量的度量单位相同。同类资料比较时，标准差越大，表明数据间离散程度或变异度越大。

06.130 均数标准误 standard error of mean
样本均数的标准差。是表示抽样误差大小的指标。

06.131 正态分布 normal distribution
随机变量的频数的分布规律。呈中间(靠近均数处)多，两头少，左右对称的状态。

06.132 假设检验 hypothesis testing
曾称"显著性检验"。根据设计和研究目的提出某种假设，然后根据现有资料提供的信息，推断此假设应当拒绝还是不拒绝的方法。

06.133 回归 regression
分析一个变量受另一个变量影响程度的方法。侧重定量描述变量间的数量依存关系。

06.134 相关 correlation
分析两个对称或"平等"的指标之间关联程度的方法。侧重定性分析变量间的伴随关系。

06.135 线性相关 linear correlation
消长相随的两变量间的相互关系。

06.136 正相关 positive correlation
两个变量 X、Y 呈同向变化。即 X 增大，Y 也增大。

06.137 负相关 negative correlation
两个变量 X、Y 呈反向变化。即 X 增大，Y 减小。

06.138 标准化方法 standardization method
在两个以上总率(总均数)进行对比时，为了消除内部构成不同的影响，采用统一标准，分别计算标准化率后再做对比的方法。

06.139 参考值范围 reference range
特定健康状况的人群的解剖、生理、生化等各种数据的波动范围。

06.140 寿命表 life table
根据某一人群年龄组死亡率编制而成的一种统计表。不仅能说明这一批人的生命过程和死亡过程，而且能反映他们活到某一年龄时尚能生存多少年。

06.141 统计表 statistical table
在研究报告和科研论文中，常将统计分析的指标及其结果用表格列出的形式。一般由标题、标目、线条、数字和备注五部分组成。可以分为简单表和复合表。

06.142 统计图 statistical chart
通过点的位置、线段的升降、直条的长短和面积的大小等来表达统计数据的一种形式。其特点是直观、形象、利于对比等。常用的有条形图、百分条图、饼形图、线图、直方图、散点图等。

06.143 条形图 bar chart
用等宽直条的长短来表示相互独立的各指标数值大小的一种形式。是最常用的显示分组数据的图形，可以分为单式条图和复式条图。

06.144 百分条图 percent bar chart
用于表示事物内部各部分的比重或所占比例的条形图。适用于构成比资料。

06.145 饼形图 pie chart
又称"圆图"。用圆的总面积表示事物的全部，圆内各扇形面积表示各组成部分所占构成比的形式。

06.146 线图 line chart
用线段的升降来表示统计指标的变化趋势，或某现象随另一现象变迁情况的图。适用于连续性变量，纵横坐标均为算术尺度。可以分为单式线图和复式线图。

06.147 直方图 histogram
用矩形的面积表示连续性变量的频数或频率分布的图。常用横轴表示被观察对象，用纵轴表示频数或频率。

06.148 散点图 scatter diagram
用点的密集程度和趋势表示两变量间的相互关系的图。

06.149 比 ratio
两个有联系的指标的比较值，常以百分数或倍数表示。表示分子和分母之间的数量关系，而不管分子和分母所来自的总体如何。

06.150　构成比　proportion
说明同一事物内部各组成部分所占的比重或分布情况，可用百分数表示。分子与分母的单位相同，而且分子包含于分母之中。

06.151　率　rate
表示一定时间内，实际发生某现象的观察单位数与可能发生此现象的观察单位总数之比。用以说明某现象发生的频率或强度。

06.152　发病率　incidence rate, morbidity
在一定期间内，一定人群中，某病新发生的病例出现的频率。观察时间单位可根据所研究的疾病病种及研究问题的特点决定，通常以年表示。

06.153　罹患率　attack rate
在某一局限范围，短时间内的发病率。观察时间单位可以是日、周、旬、月。此指标适用于局部地区疾病的暴发，如食物中毒、传染病等暴发流行情况。

06.154　累积发病率　cumulative incidence rate, CIR
当观察人口比较稳定时，用观察开始时的人口数做分母，以整个观察期内的新发病人数为分子，计算出的某病的发病频率。可用来表示某病在一定时间内新发生的病例数占该固定人群的比例。

06.155　续发率　secondary attack rate, SAR
某传染病易感接触者中最短潜伏期到最长潜伏期之间，发病的人数占所有易感接触者总数的百分率。

06.156　患病率　prevalence rate
某特定时间内一定人群中某病新旧病例所占比例。可以按照观察时间的不同分为时点

患病率和期间患病率。

06.157　两周患病率　two-week prevalence rate
每千名被调查的居民中，在调查日之前两周内患病的人数。

06.158　慢性病患病率　prevalence rate of chronic disease
每千名被调查的居民中，现患经确诊的慢性疾病的人数。

06.159　感染率　infection rate
在某个时间内能检查的整个人群样本中，某病现有感染者人数所占的比例。

06.160　残疾率　disability rate
某一人群中，在一定期间内每百(或千、万、十万)人中实际存在的残疾人数。即通过询问调查或健康检查确诊的病残人数与调查人群数之比。

06.161　残疾构成比　constituent ratio of disability
各级各类残疾人数占所有残疾人数的百分比。

06.162　粗出生率　crude birth rate
某年某地平均每千人口的活产数。反映一个国家或地区的人口自然变动的基本指标。常用千分率(‰)表示。

06.163　粗死亡率　crude death rate
简称"死亡率(mortality rate)"。某年某地平均每千人口中的死亡数。反映当地居民总的死亡水平。常用千分率(‰)表示。

06.164　死亡专率　specific death rate
按照不同性别、年龄、疾病等特征分别计算的死亡率。

06.165　年龄别死亡率　age-adjusted death rate
又称"年龄组死亡率"。某年某年龄别平均每千人口中的死亡数。

06.166　年龄标化死亡率　age-standardized death rate, ASDR
按照某一个标准人口的年龄结构所计算的死亡率。

06.167　某病病死率　case fatality rate
在某一期间内如(一年)患某病者因此病死亡的百分比。可说明一种疾病的严重程度，也可反映一个医疗单位的医疗水平和质量。根据资料来源可以计算社区人群的病死率或医院患者的病死率，常用十万分率表示。

06.168　死因别死亡率　cause-specific death rate
又称"某病死亡率"。某种原因(或疾病)所致的死亡率。说明某种原因(或疾病)对居民生命的危害程度，是死因分析的重要指标，常用十万分率表示。

06.169　死因构成　proportion of dying of specific cause
又称"相对死亡比"。死于某类死因的人数占全部死亡人数的百分比。说明各类死因的相对重要性。

06.170　死因顺位　cause of death cis-position
按各类死因构成比的大小由高到低顺序排列的位次。说明各类死因的相对重要性。

06.171　新生儿死亡率　neonatal mortality rate
某年某地未满 28 天的新生儿死亡数与同年活产数的比值。常用千分率(‰)表示。

06.172　婴儿死亡率　infant mortality rate, IMR
某年某地未满一周岁婴儿死亡数与同年活产数的比值。常用千分率(‰)表示。

06.173　五岁以下儿童死亡率　child mortality rate under age five
5 岁以下儿童(包括婴儿)死亡数与同年活产数的比值。常用千分率(‰)表示。

06.174　孕产妇死亡率　maternal mortality rate, MMR
某年中由于怀孕和分娩及相关并发症造成的孕产妇死亡人数与同年出生活产数之比。常用十万分率表示。

06.175　生存率　survival rate
接受某种治疗的患者或某病患者中，经若干年随访(通常为 1、3、5 年)后，尚存活的患者人数所占的比例。反映了疾病对生命的危害程度，也可用于评价某种治疗的远期疗效。

06.176　一岁儿童免疫接种率　immunization rate of infant
满一周岁的儿童中已按免疫规划程序全程接种了各类疫苗的儿童所占的比例。常用百分率(%)表示。

06.177　有效率　effective rate
接受治疗的患者中治疗有效的频率。常用百分率(%)表示。

06.178　治愈率　cure rate
接受治疗的患者中治愈的频率。常用百分率(%)表示。

06.179　保护率　protective rate
对照组与实验组发病(或死亡)率之差占对照组发病(或死亡)率的比例。表示实验因素对发病(或死亡)的影响。常用百分率(%)表示。

06.180　效果指数　index of effectiveness
对照组发病(或死亡)率与实验组发病(或死亡)率之比。表示实验因素的效果。

06.181　信度　reliability
在相同条件下用某测量工具(如筛检试验)重复测量同一受试者时获得相同结果的稳定程度。

06.182　效度　validity
测量值与实际值相符合的程度。

06.183　灵敏度　sensitivity
实际有病，按筛检试验的标准被正确地判为有病的百分比。反映筛检试验确定患者的能力。

06.184　特异度　specificity
实际无病，按筛检试验的标准被正确地判为无病的百分比。反映筛检试验确定非患者的能力。

06.185　假阴性率　false negative rate
又称"漏诊率(missed diagnosis rate)"。实际有病，按筛检试验的标准被确认为无病的百分比。反映筛检试验漏诊患者的情况。

06.186　假阳性率　false positive rate
又称"误诊率(misdiagnosis rate)"。实际无病，按筛检试验的标准被判为有病的百分比。

06.187　不良事件发生率　adverse event incidence rate
发生不良事件的病例数占可供评价不良事件的总病例数之比。分为药品不良事件和医疗器械不良事件，常用百分率(%)表示。

06.188　两周就诊率　two-week consultation rate
每千名被调查的人群中，两周内因病、伤去医疗机构就诊的次数。常用千分率(‰)表示。

06.189　两周新发患者未就诊比例　non-visit ratio of new patient in twoweeks
两周新发疾病的患者应就诊而未就诊人数与两周新发疾病患者总数之比。常用百分率(%)表示。

06.190　病床利用率　bed occupancy
在一定期间内，实际占用总床日数占同期实际开放总床日数的百分比。

06.191　传染病患者访视率　visiting rate for patient with infectious disease
按规范要求访视的传染病病例数占应访视的传染病病例总数的比例。常用百分率(%)表示。

06.192　漏报率　underreporting rate
一定时期内在抽查的传染病例数中漏报数所占的比例。即漏报率=漏报传染病病例数/抽查的传染病病例数。是衡量疫情报告质量的指标。

06.193　慢性病患者健康管理率　health management rate of patient with chronic disease
年内已管理慢性病患病人数占年内辖区内慢性病患病总人数的百分比。

06.194　高血压患者健康管理率　health management rate of hypertensive patient
年内已管理高血压病患病人数占年内辖区内高血压患病总人数的百分比。

06.195　高血压患者规范管理率　standard management rate of hypertensive patient
按照要求进行高血压患者管理的人数占年内管理高血压患者人数的百分比。

06.196　糖尿病患者健康管理率　health management rate of diabetic patient
年内已管理糖尿病患病人数占年内辖区内糖尿病患病总人数的百分比。

06.197　糖尿病患者规范管理率　standard management rate of diabetic patient
按照要求进行糖尿病患者管理的人数占年内管理糖尿病患者人数的百分比。

06.198　管理人群高血压控制率　control rate of hypertension in managed crowd
最近一次随访血压达标人数占已管理的高血压患病人数的百分比。

06.199　管理人群血糖控制率　control rate of blood glucose in managed crowd
最近一次随访空腹血糖达标人数占已管理的糖尿病患者人数的百分比。

06.200　人口总数　gross population
一个国家或地区在某一特定时间的人口数,是时点人口数。按惯例采用一年的中点,即7月1日零时为标准时点进行统计。

06.201　期望寿命　life expectancy
某一年龄的平均期望寿命是根据一个国家或地区的一般死亡率,估计此年龄的人能够存活的平均年数,通过寿命表计算。最常用的是出生时的平均期望寿命。

06.202　妊娠率　pregnancy rate
某地某年每百名已婚育龄妇女中妊娠的人数。常用百分率(%)表示。

06.203　总生育率　general fertility rate
某年某地平均每千名育龄妇女的活产数。反映育龄妇女总的生育水平。国际上多数国家以15~49岁作为育龄妇女的年龄界限。

06.204　计划生育率　planned birth rate
每百名活产婴儿中符合计划生育要求者所占的百分比。

07. 社 区 护 理

07.001　社区护理　community care
将护理学理论与全科医学和预防医学等学科理论相结合,用以维护和促进社区居民与患者健康的护理方法。

07.002　整体护理　holistic nursing
以整体的人为中心,以护理程序为基础,以现代护理观为指导,为护理服务对象提供的身体、心理、社会等各方面的护理服务。

07.003　护理伦理　nursing ethic
护士在其职业活动中,正确处理个人与他人、个人与社会关系的行为准则及规范的总和。

07.004　功能制护理　functional nursing
以疾病为中心的护理模式。护理人员按护理工作内容进行分工,完成护理常规工作,虽省时、省力,但容易忽略患者的整体性。

07.005　责任制护理　primary nursing
以患者为中心的护理模式。护理人员以护理程序为基本工作方法,为其所负责的患者提供24h有计划、有目的、连续性的整体护理。

07.006　小组制护理　team nursing
将护理人员分成若干小组,由一位有经验的护士领导一组护理人员为一组患者提供的连续性的护理。

07.007 护理程序 nursing process

护士在为护理对象提供护理照顾时所应用的工作方法。是一种系统地解决问题的程序。

07.008 护理诊断 nursing diagnosis

护士针对个人、家庭、社区现存的或潜在的健康问题或生命过程做出的判断。

07.009 护理计划 nursing plan

护士针对护理对象目前的护理诊断,制订的系统的、科学的护理工作计划。

07.010 护理评价 nursing evaluation

护士将护理对象经执行护理计划后的健康状态与护理计划中预定的目标进行比较并做出判断的过程。

07.011 护理目标 nursing objective

期望护理对象在接受护理照顾后,在生理功能、认知、行为及情感(或感觉)方面发生的改变。

07.012 自我照顾 self-care

个体为维持生命和健康而需自己采取的、连续的、按一定形式进行的行动。

07.013 自我照顾能力 self-care agency

个体所具有的执行自我照顾行动的能力。

07.014 自我照顾需求 self-care requirement

在特定时期内,个体需要执行的自我照顾活动的总和。

07.015 自我照顾缺陷 self-care deficit

个体的自我照顾能力不足以满足其自我照顾需求的情况。

07.016 护理性家庭访视 home visit for nursing

在护理对象的家庭里提供的护理服务。以促

进和维持个体及家庭的健康,是社区护士用来接触、了解社区居民健康状况、对各家庭进行健康评估、开展社区护理的重要形式之一。

07.017 评估性家庭访视 home visit for assessment

对服务对象的家庭进行健康问题和卫生服务评估的访视。常用于考察有家庭危机或心理问题的患者,以及老年人、残疾人的家庭环境。

07.018 急诊性家庭访视 home visit for emergency care

对患者出现的临时问题或紧急情况提供服务的家庭访视。

07.019 预防性家庭访视 home visit for preventive care

为预防疾病、促进健康而进行的家庭访视。如为儿童提供计划免疫接种、为产褥期妇女提供保健方面服务等。

07.020 连续性家庭访视 home visit for continuing care

为患者提供连续性照顾的家庭访视。主要针对慢性病患者、出院后需要康复的患者或临终患者提供服务。

07.021 居家护理 home care

以家庭为中心的护理。是为了促进家庭系统及家庭成员达到最佳健康状态而进行的,在居家环境中提供的护理服务活动。

07.022 接诊 reception for patient

患者到达医院后,医护人员对患者进行检查、诊断、治疗与护理时,同患者接触的过程。

07.023 导医 guide for patient

患者来到医院后，医院的服务人员，为患者提供的有关就医流程、检查、治疗、交费等各方面服务信息的指导。

07.024　主动体位　active position

患者根据自身的需求，自己主动采取的、最舒适的自由体位。

07.025　被动体位　passive position

患者由于意识丧失或者活动能力受限，自己无力更换体位，而只能处于被安置的体位。

07.026　被迫体位　obliged position

患者有更换体位的能力，但由于疾病、治疗或检查的需要，只能被迫采取的某种体位。

07.027　仰卧位　supine position

患者仰卧，头下垫一薄枕，两臂放于身体两侧，两腿自然伸直的卧位。适用于卧床休息的患者。

07.028　屈膝仰卧位　supine position with knees flexed

患者仰卧，两臂放于身体两侧，两膝屈曲并稍向外分开的卧位。适用于腹部检查的患者等。

07.029　去枕仰卧位　supine position without pillow

患者去枕仰卧，头偏向一侧，两臂放于身体两侧，枕头横置于床头的卧位。适用于昏迷、全身麻醉未清醒、腰椎穿刺术后 6h 之内的患者等。

07.030　仰卧中凹位　supine shock position

又称"休克卧位"。患者仰卧，头胸部抬高 10°～20°，下肢抬高 20°～30°的卧位。适用于休克患者。

07.031　侧卧位　side-lying position

患者侧卧，身体与床面成 30°～45°夹角，一手屈曲放于枕旁，另一手放于胸前；两腿分开放置，上腿屈曲在前，下腿稍伸直；在膝关节之间、背后及胸腹前垫软枕的卧位。适用于卧床休息和行胃镜检查的患者等。

07.032　半坐卧位　semi-Fowler position

又称"福勒体位"。患者仰卧，床头抬起 40°～50°，床尾摇起 15°～20°，并在足底垫软枕的卧位。适用于心肺疾患和腹部手术后的患者等。

07.033　端坐位　sitting position

患者端坐于床上，床头摇起 60°～70°，床尾摇起 15°～20°，身体前倾伏于跨床小桌上或背部垫软枕，向后倚靠的卧位。适用于心力衰竭和哮喘患者等。

07.034　俯卧位　prone position

患者俯卧，头偏向一侧，两臂屈曲放于头的两侧，两腿自然伸直，在胸下、髋部及踝部垫软枕的卧位。适用于腰背部检查和手术的患者等。

07.035　头低足高位　Trendelenburg position

患者仰卧，床尾用支托物垫高 15～30 cm，或根据具体病情而定，床头横立一软枕的卧位。适用于肺底部有分泌物需行体位引流的患者和胎膜早破的产妇等。

07.036　头高足低位　dorsal elevated position

患者仰卧，床头用支托物垫高 15～30 cm，或根据具体病情而定，床尾横立一软枕。适用于行颅骨牵引和颅脑手术后的患者等。

07.037　膝胸卧位　knee-chest position

患者跪卧，两腿稍分开，小腿平放，大腿和床面垂直，胸部尽可能贴近床面，腹部悬空，臀部抬高，头偏向一侧，两臂屈曲放于头两侧的体位。适用于肛门、直肠检查的患者、矫正胎位的产妇等。

07.038　截石位　lithotomy position
患者仰卧于检查床上，臀部齐床沿，两腿分开放在支架上，两手放于胸部或身体两侧的体位。适用于会阴、肛门部位检查的患者、分娩的产妇等。

07.039　保护具　protective device
用以维护患者安全与治疗效果的各种器具。如床档、约束带等。

07.040　约束带　restraint
用于限制患者身体或肢体活动，防止患者自伤或伤害他人的工具。

07.041　皮肤护理　skin care
护士根据患者的病情和皮肤卫生状况，协助患者进行的常规皮肤清洁和护理。如热水浴和背部按摩等。

07.042　床上擦浴　bed bath
护士协助制动以及活动受限的患者在床上进行的皮肤清洁护理。

07.043　背部按摩　back massage
采用一定的按摩手法，对患者背部进行的按摩。可以促进皮肤血液循环，增进舒适度，预防压疮等并发症。

07.044　按抚法　effleurage
用手掌与患者皮肤完全接触，利用手掌做按压与抚摸的动作，以促进肌肉松弛的方法。

07.045　摩法　rubbing manipulation
用大拇指在较小的部位，通过皮肤推动皮下组织做环形运动的方法。

07.046　指捏法　finger-pinching massage
大拇指及其余四指一起抓起或拧起大块肌

肉，做有节奏的压缩动作。

07.047　叩击法　percussion manipulation
两手手掌相握，叩敲整个背部或肩部，以促进血液循环的方法。

07.048　口腔护理　oral care
护士根据患者的病情和口腔卫生状况，指导或协助患者每日进行的常规口腔清洁。

07.049　会阴部护理　perineal care
为会阴部及其周围皮肤进行的清洁和护理。适用于大小便失禁、留置导尿和各种会阴部手术后的患者等。

07.050　压疮　pressure sore
曾称"褥疮(bed-sore)"。身体局部长期受压，血液循环障碍，局部持续缺血、缺氧，而引起的局部组织的破损和坏死。

07.051　清洁　cleaning
用清洗、擦拭等物理方法清除物体表面的污垢、尘埃和有机物，以去除或减少有害微生物的过程。

07.052　物理消毒灭菌法　physical disinfection and sterilization
利用物理因素作用于病原微生物，将之清除或杀灭的方法。包括煮沸、燃烧、紫外线照射等方法。

07.053　热力消毒灭菌法　heating disinfection and sterilization
利用热力破坏微生物的蛋白质、核酸、细胞壁和细胞膜，从而使微生物死亡的方法。

07.054　燃烧消毒法　burning disinfection
将需消毒的物品直接点燃、在焚烧炉内焚烧、在火焰上烧灼 20s 或倒入少量酒精点火燃烧的方法。常用于污染的废弃物、病例标本、某些急用的金属器械、搪瓷容器等。

07.055 煮沸消毒法 boiling disinfection
将物品刷洗干净后，浸没在水中，然后加热煮沸一定时间，以达到消毒的方法。适用于耐湿、耐高温的物品，如金属、搪瓷类用品等。

07.056 压力蒸汽灭菌法 pressure steam sterilization
利用一定的压力和时间达到消毒效果的方法。是热力消毒灭菌法中效果最好的一种，可杀灭包括细菌芽孢在内的一切微生物，用于金属器械、布类、搪瓷类等耐高温、耐潮湿的物品，不同物品所需压力和时间不同。

07.057 辐射消毒法 radiosterilization
利用紫外线、γ射线等杀死微生物的消毒方法。

07.058 日光暴晒消毒法 sunshine disinfection
将物品置于阳光下暴晒 6h 以上，利用日光的热、干燥、紫外线作用杀灭细菌的方法。用于床垫、衣物、书籍等的消毒。

07.059 紫外线消毒法 ultraviolet light irradiation disinfection
通过紫外线灯的照射以达到消毒效果的方法。常用于空气消毒和物品消毒。

07.060 微波消毒灭菌法 microwave disinfection and sterilization
通过频率在 30～30 000MHz 的电磁波照射，以杀灭各种微生物的消毒方法。常用于食物及餐具消毒。

07.061 化学消毒灭菌法 chemical disinfection and sterilization

利用化学药物杀灭病原微生物的消毒方法。

07.062 浸泡消毒法 immersion disinfection
将物品洗净、擦干后浸没在消毒液内的消毒方法。不同的消毒液有不同的浓度和浸泡时间要求，用于金属器械、搪瓷罐、橡胶管等物品的消毒。

07.063 熏蒸消毒法 fumigation disinfection
将消毒剂(临床常用的有甲醛和环氧乙烷气体)加热或加入氧化剂，使其产生气体而进行消毒的方法。用于手术室、换药室、病室的空气消毒。

07.064 喷雾消毒法 nebulization disinfection
用喷雾器将化学消毒剂均匀地喷洒于空气或物体表面进行消毒的方法。用于地面、墙壁等的消毒。

07.065 擦拭消毒法 scrubbing disinfection
用化学消毒剂擦拭被污染物体的表面或进行皮肤消毒的方法。如用含氯消毒剂擦拭墙壁，碘伏消毒皮肤等。

07.066 灭菌 sterilization
用物理或化学方法，杀灭传播媒介上的一切微生物的方法。包括致病的和非致病的微生物，也包括芽孢菌。

07.067 无菌技术 aseptic technique
在执行医疗、护理操作过程中，防止一切微生物侵入人体和保持无菌物品及无菌区域不被污染的操作和管理办法。

07.068 隔离 isolation
将传染源和高度易感人群分别安置在指定的地点，避免和周围人群接触，以减少传染疾病扩散或被感染机会的措施。

07.069 热型 fever type

将不同时间测得的体温数值分别记录在体温单上，连接各体温数值点成体温曲线，曲线的不同形态代表不同的病理。所致发热的热型也常不同。

07.070　稽留热　continued fever
患者体温持续升高，维持在 39～40℃，24h 体温波动范围不超过 1℃的现象。常见于肺炎、伤寒患者等。

07.071　弛张热　remittent fever
患者体温在 39℃以上，24h 体温波动范围超过 2℃，但体温最低时仍高于正常体温的现象。常见于败血症、风湿热患者等。

07.072　间歇热　intermittent fever
患者体温突然升高至 39℃以上，持续一段时间后又降至正常或正常以下，如此反复发作的现象。常见于疟疾患者等。

07.073　不规则热　irregular fever
患者体温升高无一定规律，持续时间长短不一的现象。常见于流行性感冒、癌性发热患者等。

07.074　脉率　pulse rate
每分钟脉搏搏动的次数。

07.075　脉律　pulse rhythm
脉搏搏动的节律。

07.076　有效咳嗽法　effective cough
患者取坐位或半卧位，身体前倾，深吸气后屏气 3～5s，用力做爆破性咳嗽，将气道内的分泌物或者异物咳出的咳嗽方法。

07.077　胸部叩击法　chest percussion
患者取坐位或侧卧位，操作者将手背隆起呈掌空状态，手指指腹并拢，以手腕力量，自下而上、迅速而有节律地叩击胸壁，借助振动，使分泌物松脱而易于咳出的方法。

07.078　体位引流　postural drainage
置患者于一种特殊体位，借助重力作用，促使支气管小分支内的分泌物流向较大的支气管分支以便咳出的方法。常用于支气管扩张、肺脓肿患者。

07.079　吸痰法　aspiration of sputum
经口腔、鼻腔、人工气道将呼吸道的分泌物吸出，以保持呼吸道通畅的方法。

07.080　氧气疗法　oxygen therapy
简称"氧疗"，通过给患者吸入氧气，以提高动脉血氧分压，增加动脉血氧含量，纠正各种原因引起缺氧状态的方法。

07.081　鼻导管给氧法　oxygen therapy by nasal catheter
将鼻导管从患者鼻孔插入一定深度给氧的方法。

07.082　面罩给氧法　mask oxygen therapy
将面罩置于患者的口鼻部，氧气自面罩底部输入，呼出的气体从面罩两侧的小孔排出的给氧方法。

07.083　基本饮食　basic diet
满足人体基本营养需求的饮食。

07.084　治疗饮食　therapeutical diet
在基本饮食的基础上，适当地调整某种或几种营养素的摄入量，以达到辅助治疗或治疗目的的饮食。

07.085　试验饮食　test diet
在实验室检查前后特定的时间内，限制或者增加某种食物的摄入，以确保检查结果正确性的临时性饮食。

07.086　管饲饮食　tube feeding
经导管将患者所需的流质食物、水等注入胃肠道的方法。

07.087　低盐饮食　low salt diet
每日摄盐量少于 2g(不包括食物内自然存在的氯化钠)的饮食。用于心脏病、急慢性肾炎、重度高血压患者。

07.088　低热量饮食　low calorie diet
在按标准体重计算每日应摄入热量的基础上，酌情减少 500～1000kcal 能量的饮食。用于超重、肥胖症患者的减肥治疗。

07.089　高热量饮食　high calorie diet
在基本饮食基础上加餐 2 次，以增加热量摄入的饮食。用于甲状腺功能亢进、结核、大面积烧伤等高热量消耗的患者。

07.090　低蛋白饮食　low protein diet
成人每日蛋白质摄入量不超过 40g 的饮食。用于急性肾炎、尿毒症、肝昏迷等患者。

07.091　高蛋白饮食　high protein diet
在基本饮食基础上增加富含蛋白质食物的饮食。成人每日供给量为 1.5～2.0 g/kg 体重，用于烧伤、结核、恶性肿瘤患者，以及乳母、孕妇等蛋白质需要量增加者。

07.092　低脂肪饮食　low fat diet
清淡、少油，每日脂肪摄入量少于 50g 的饮食。用于肝胆疾患、高脂血症、肥胖等患者。

07.093　低胆固醇饮食　low cholesterol diet
每日胆固醇摄入量少于 300mg 的饮食。用于高胆固醇血症、高脂血症、动脉粥样硬化等患者。

07.094　低嘌呤饮食　low purine diet
限制全天膳食中嘌呤的摄入量在 150～250mg 的饮食。用于防治急性痛风发作。

07.095　肠外营养　parenteral nutrition
通过周围静脉或中心静脉输入患者所需的全部能量及营养素的治疗方法。

07.096　鼻饲[法]　nasal feeding
将导管经鼻腔插入胃内，从管内灌注流质食物、水和药物，以满足患者的营养和治疗需要的方法。

07.097　要素饮食　elemental diet
一种化学精制食物，含有人体所需、易于吸收的各种营养成分，且无需经过消化过程就可直接被胃肠道吸收和利用的饮食。用于严重烧伤、消化道瘘、消化吸收不良等患者。

07.098　尿潴留　urine retention
尿液大量存留在膀胱内，不能自主排出的状态。

07.099　尿失禁　urinary incontinence
尿液不受主观控制而自行从膀胱内流出的状态。

07.100　压力性尿失禁　stress incontinence
在咳嗽、打喷嚏等腹内压升高时，不受主观控制而排出少量尿液的情况。

07.101　急迫性尿失禁　urge incontinence
经历急迫要排尿的强烈感觉后，立即出现不受主观控制地排尿的情况。

07.102　完全性尿失禁　complete urinary incontinence
尿液持续地、不自主地流出的情况。即膀胱内稍有存尿便会不受主观控制地流出，膀胱处于空虚状态。

07.103　导尿术　urethral catheterization

在严格无菌操作下，将导尿管经尿道插入膀胱内，引流出尿液的方法。

07.104　留置导尿术　retention catheterization
在导尿后，将导尿管保留在膀胱内，引流尿液的方法。

07.105　膀胱冲洗法　bladder washout method
利用三通的导尿管，将溶液灌入到膀胱内，再借用虹吸原理将灌入的液体引流出来，以达到清洁膀胱、灌入药物、预防感染等目的的方法。

07.106　排便失禁　fecal incontinence
肛门括约肌不受意识控制，粪便自行从肛门排出的状态。

07.107　灌肠疗法　enema therapy
将肛管经肛门插入直肠，再灌入一定量的溶液，以达到促进患者排便、排气、清洁肠道、治疗疾病、降温等目的的方法。

07.108　气胀　flatulence
胃肠道内有过多气体积聚，不能排出的状态。

07.109　肛管排气法　blind enema
将肛管从肛门插入直肠，以排除肠腔内积气的方法。

07.110　给药　administration
给予药物的治疗。是临床最常用的治疗手段。

07.111　口服给药　oral administration
药物经口服至胃内，通过胃肠道吸收入血液循环，从而达到全身或局部治疗目的的给药方法。

07.112　舌下给药　sublingual administration

药物置于舌下，通过舌下黏膜直接吸收入血，以发挥疗效的给药方法。如治疗心绞痛的硝酸甘油。

07.113　耳内给药　intraaural administration
将药液滴入外耳道，以达到局部清洁、消炎目的的给药方法。

07.114　眼内给药　intraocular administration
将药液滴入结膜囊，以达到局部清洁、消炎、收敛、麻醉、散瞳、缩瞳等治疗或辅助诊断作用的给药方法。

07.115　滴鼻给药　intranasal delivery
将药液滴入鼻内，以达到局部收敛、消炎、减少并促进分泌物流出，减轻鼻塞症状，控制鼻窦、鼻腔感染的给药方法。

07.116　阴道给药　intravaginal administration
将药物放入阴道，用以治疗阴道感染、缓解阴道不适症状的给药方法。常见剂型有栓剂、凝胶、霜剂等。

07.117　直肠给药　rectal delivery
将栓剂药物直接插入直肠的给药方法。如开塞露等。

07.118　注射　injection
将无菌药液注射到患者皮内、皮下、肌内或静脉中的给药方法。药物吸收相对较快，适于因各种原因不宜口服给药的患者。

07.119　皮内注射　intradermal injection
将少量药液注入表皮和真皮之间的方法。常用注射部位为前臂中段内侧、三角肌下缘。

07.120　皮下注射　subcutaneous injection
将少量药液注入皮下组织的方法。常用注射部位为上臂三角肌下缘、两侧腹壁、大腿前侧和外侧。

07.121 肌内注射 intramuscular injection
将少量药液注入肌肉组织内的方法。常用注射部位为臀部肌肉、股外侧肌、上臂三角肌。

07.122 静脉注射 intravenous injection
将药物注入静脉的方法。常用静脉有四肢浅静脉、小儿头皮静脉、股静脉等。

07.123 吸入给药 inhalat administration
通过雾化装置将药液分散成细小的雾滴，经患者的口、鼻吸入，通过呼吸道黏膜吸收，达到局部或全身治疗目的的方法。

07.124 超声雾化吸入法 ultrasonic atomizing inhalation
通过超声发生器薄膜的高频震荡使液体变成细小的雾滴，经患者的口、鼻吸入，以达到治疗目的的方法。

07.125 氧气雾化吸入法 oxygen atomization inhalation
利用高速氧气气流使药液形成雾状，随气体进入呼吸道而产生疗效的方法。

07.126 静脉输液 intravenous infusion
利用液体重量产生的正压和大气压作用，将多量的无菌溶液直接输入患者静脉的治疗方法。

07.127 输液微粒 infusion particle
输入液体中所含有的非代谢性颗粒杂质。其直径一般为 1～15 μm，包括穿刺橡胶塞时脱落的橡胶颗粒、切割安瓿时的玻璃杂质等。

07.128 静脉输血 venous transfusion
将全血或成分血(如血浆、红细胞、白细胞等)直接输入患者静脉的治疗方法。

07.129 成分输血 component transfusion
输入血液中的某种成分(如血浆、红细胞、血

小板等)的治疗方法。

07.130 静脉炎 phlebitis
由于输入浓度高、刺激性强的药物及溶液或静脉内留置塑料导管时间过长，而引起的局部静脉壁发生的化学性或机械性炎性反应。

07.131 溶血反应 hemolytic reaction
由于各种原因所导致的红细胞异常破坏，血红蛋白散布在血浆中所引起的一系列临床表现。

07.132 化学制冷袋 chemical cold pack
一种特制的、有两个独立的部分，分别装有不同的化学物质，使用时挤压塑料袋将两种物质混匀能发生化学反应，温度降至 10～26℃，敷于局部，以达到止痛、降温作用的密封塑料袋。

07.133 温水擦浴 tepid sponge bath
用 32～34℃温水为高热患者进行擦拭，以达到降低体温目的的方法。

07.134 酒精擦浴 alcohol sponge bath
用 25%~30%的酒精为高热患者进行擦浴，通过酒精的挥发、吸收和带走机体大量热量，以达到降温效果的方法。

07.135 烤灯 hot lamp
利用热辐射作用于人体，以达到促进局部血液循环、消炎、解痉、镇痛、保持创面干燥、利于伤口愈合的方法。用于感染的伤口、压疮、关节炎等。

07.136 热敷 hot compress
用纱布、敷料或其他保湿物品，浸热水后敷于局部，以促进血液循环、消炎、消肿、减轻疼痛的方法。用于急性感染部位。

07.137 化学加热袋 chemical hot pack

一种特制的、分成两个独立的部分，分别装有不同的化学物质，使用时挤压塑料袋将两种物质混匀能发生化学反应而产热，敷于局部，以达到消炎、解痉作用的密封塑料袋。

07.138　坐浴　sitz bath
将患者的臀部浸没于 38～41℃温水中 15～20min，以达到消炎、止痛、减轻水肿作用的方法。用于会阴、肛门疾患患者。

07.139　尿常规标本　routine urine specimen
留取尿液标本(一般取晨起第一次尿的中段)约 30 ml，用于尿液常规检查的标本。

07.140　12 小时尿标本　12-hour urine specimen
患者于下午 7 时(19 时)排空膀胱后，开始留取尿液，至次晨 7 时最后一次排尿留取的所有标本。用于各种尿生化检查。

07.141　24 小时尿标本　24-hour urine specimen
患者于上午 7 时排空膀胱后，开始留取尿液，至次晨 7 时最后一次排尿留取的所有标本。用于各种尿生化检查。

07.142　中段尿标本　midstream urine specimen
患者按导尿术要求清洁会阴后，排去前段尿，留取中段尿 30 ml 于无菌容器内的标本。用于尿细菌培养。

07.143　粪便常规标本　routine fecal specimen
留取粪便中央部分或黏液脓血部分约 5g 置于便盒内，用于粪便常规检查的标本。

07.144　粪便隐血标本　occult blood fecal specimen
患者于禁食肉类、肝、血、含大量叶绿素的食物和含铁剂 3 天后，留取粪便约 5g 置于便盒内，用于检查肉眼不能察见的微量血液的标本。

07.145　粪便培养标本　fecal culture specimen
用无菌棉签取中央部分粪便或脓血黏液部分 2～5g 置于培养瓶内，用于检查粪便中的致病菌的标本。

07.146　痰常规标本　routine sputum specimen
指导患者于清晨未进食前，先漱口，用力咳出气管深处的痰液置于痰盒内，以检查痰的一般性状、痰内细胞、细菌和虫卵等的标本。

07.147　痰培养标本　sputum culture specimen
指导患者于清晨未进食前，先用漱口液漱口，后用清水漱口，再用力咳出气管深处的痰液，在无菌条件下置于无菌痰盒内，以检查其中致病菌的标本。

07.148　24 小时痰标本　24-hour sputum specimen
从患者于早晨 7 时未进食前漱口后第一口痰开始留取，至次日晨 7 时的最后一口痰作为结束，将 24h 痰液全部吐入集痰器内，以检查 24h 痰量及性状的标本。

07.149　咽拭子标本　throat swab specimen
从咽部和扁桃体处取分泌物做细菌培养或病毒分离的标本。

07.150　全血标本　whole blood specimen
采集患者静脉血 2～5 ml 置于抗凝管内，用于检查血沉、血常规和测定血液中某些物质含量的标本。

07.151　血清标本　serum specimen
采集患者静脉血液 2～5 ml 置于干燥管内，用于测定血清酶、脂类、电解质及肝功能等的标本。

07.152 血培养标本 blood culture specimen
采集患者血液 5～15 ml，在无菌条件下置于无菌培养瓶内进行培养，用于查找血液中的致病菌的标本。

07.153 血气分析 blood gas analysis
采集患者动脉血 2 ml 置于抗凝管内，快速隔绝空气送检，用以分析机体缺氧程度及酸碱平衡状况的方法。

07.154 肠造口术 enterostomy
因某种医疗目的而人为造成的肠道与体表相通的瘘道。其在腹壁的开口称为造口，粪便通过此造口排出体外，分为结肠造口、回肠造口。

07.155 造口护理 stoma care
为造口患者提供的各种康复护理。促进患者的身心健康，使患者在尽可能短的时间内达到与正常人近似的排便功能，以及预防和治

疗某些造口并发症。

07.156 造口治疗师 stoma therapist
通过参加相关课程的学习，获得造口治疗师文凭的专科护理人员。其主要职责是负责腹部肠造口的护理、预防及治疗肠造口并发症。

07.157 结肠灌洗术 colonic irrigation
通过专用的灌洗系统，从造口处灌水入结肠，利用温水灌注刺激肠道引起反射，使粪便在短时间内排出，而且在两次灌洗之间无粪便排出的人工排泄方式。达到管理人工肛门的目的。

07.158 造口栓 stoma embolism
通过堵塞造口而控制粪便的物体。包括基板和栓子两部分，用以堵塞造口，阻止肠排泄物。

07.159 造口袋 stoma bag
造口患者用于收集粪便的袋子。

08. 社区健康管理

08.001 健康管理 health management
对个人及人群的健康状况及危险因素进行全面管理的过程。包括危险因素的监测、分析、评估、预测、预防和干预。

08.002 健康体检 health examination, health inspection
为了早期发现身体潜在的疾病，以便早期诊断、早期治疗，从而达到预防保健的目的而进行的体格检查。

08.003 健康指导 health guidance
有针对性地根据个体或群体的健康需求，指导个人或群体掌握卫生保健知识，使之实行有利于健康的生活方式的行动。

08.004 健康危险因素评估 health risk factor assessment
通过采集病史、体检和实验室检查等收集有关个体健康的危险因素，评价其对个体健康的影响，并提出规避或改善危险因素的建议以达到促进健康之目的的行为。

08.005 健康危险因素干预 health risk factor intervention
应用临床医学、预防医学、行为医学、心理学、营养学和其他健康相关学科的理论和方法对个体和群体的健康危险因素进行控制和处理，以达到预防疾病、促进健康、延长寿命的行为。

08.006　实时健康监测　real-time health monitoring
在被测过程的实际时间内及时地观察、检测有毒、有害因素对健康的影响或影响程度，随后给出检测结果，并进行评价的监测方式。

08.007　危险度特征分析　analysis of risk characteristic
对有害物质暴露于人群中损害效应发生率的估计值(即危险度)及其可信程度及不确定性程度的分析。

08.008　人体测量　anthropometry
用来描述人类体质特征状况的测量和观察方法。

08.009　劳动强度　work intensity
单位时间内劳动消耗能量的程度。

08.010　劳动负荷量　work load
人在生产劳动时担负的工作量。

08.011　疲劳　fatigue
有倦怠感觉的现象。一种生理性保护反应。

08.012　生理紧张指数　physiological stress index
心率、皮温、体温和出汗的综合指数。是评价机体反应的指标。

08.013　个人防护　personal protection
保护个人免受环境中有害因素危害的一种措施。

08.014　职业卫生档案　occupational hygiene file
与职业有关的生产环境检测和从业者健康检查的两方面资料。

08.015　心理咨询　psychological counselling

给被咨询者以心理上的指导和帮助，促进其身心健康发展的过程。

08.016　心理干预　psychological intervention
应用支持性心理治疗措施针对患者或心理障碍者的一些不恰当认知给予纠正的过程。

08.017　心理健康　mental health
个体合乎某一水准的心理状态。其所产生的社会行为为社会所普遍接受，并为自己带来愉悦，表现为对社会有良好的适应力和能充分发展其自身的身心潜能。

08.018　心理评估　psychological assessment
应用心理学的理论和方法对人的心理品质及水平评定的过程。

08.019　心身疾病　psychosomatic disease
社会心理因素引起的生理功能紊乱所导致的躯体性器质性疾病。

08.020　情感反应　affective response
心理咨询的一种参与技巧。在心理咨询的会谈过程中，咨询者理解并反馈被咨询者所表达的情感。

08.021　心理发展　psychological development
又称"心理发育"。个体从出生到死亡期间持续而规律的心理变化过程。

08.022　行为能力　behavioral competence
执行特定行为的知识和技能。

08.023　自我控制　self-control
个人对自我朝向的目标或实施的行为所作的调节。

08.024　优生　eugenics
狭义优生是通过一些医学手段，减少遗传性疾病和出生缺陷发生的生产。广义优生是从怀孕前着手，避免孕前、孕期任何对于胚胎不利因素的暴露，尽可能保证健康胎儿出生的生产。

08.025 生殖健康 reproductive health
生殖系统及其功能所涉及的身体、精神和社会等方面的健康状态。

08.026 生殖健康促进 reproductive health promotion
促使人们提高、维护和改善他们自身的性健康和生育健康的过程。

08.027 妇女保健 women health care
针对妇女不同的生命周期所采取的综合性保健服务。

08.028 青春期 adolescence, puberty
又称"青春发育期"。由儿童发育到成人的过渡时期。

08.029 青春期保健 adolescent health care
以促进青春期青少年身心健康为目的，提供的必要和适宜的卫生保健指导和帮助。

08.030 月经 menstruation
伴随卵巢的发育，性激素水平周期性变化出现的子宫内膜周期性脱落及出血的现象。

08.031 初潮 menarche
月经第一次来潮。

08.032 婚前医学检查 premarital medical examination
以检查影响婚育疾病为主的，针对准备结婚的人进行的有关遗传性疾病、传染病、精神病等方面的检查。检查过程和检查项目根据医生的建议和男女双方自己的意愿确定。

08.033 婚前保健 premarital care

以提高出生人口素质为目的，对准备结婚的男女双方所进行的婚前医学检查、婚前卫生指导和婚前卫生咨询服务。

08.034 围生保健 perinatal care
从怀孕28周到产后一周期间，运用围生医学的理论、技术和方法，以保障母子健康为目标的综合保健服务。

08.035 孕前保健 pregestational care
以提高出生人口素质为目的，对准备怀孕的夫妇双方提供的孕前医学检查。

08.036 产前保健 antenatal care
对孕妇的定期产前检查。包括指导孕期营养和用药，出现异常情况的及时处理，对胎儿宫内情况的监护等，是及早发现高危妊娠，保证孕妇和胎儿健康及安全分娩的必要措施。

08.037 孕早期 early pregnancy
又称"早期妊娠"。从妊娠开始到妊娠12周末的期间。

08.038 孕中期 pregnant metaphase
又称"中期妊娠"。从妊娠13周起到27周末的期间。

08.039 孕晚期 late pregnancy
又称"晚期妊娠"。从妊娠28周起到40周的期间。

08.040 胎动 fetal movement
胎儿在子宫内冲击子宫壁的活动。

08.041 异位妊娠 ectopic pregnancy
受精卵于子宫腔以外着床发育的现象。

08.042 胎儿监护 fetal monitoring
对产前以及早发现导致围产儿死亡的因

素、缺氧和胎儿酸中毒等情况而实施的监护。

08.043 前置胎盘 placenta praevia
妊娠 28 周后胎盘覆盖于子宫下段或子宫内口处的情况。是产前出血的主要原因。

08.044 胎盘早剥 placental abruption
妊娠 20 周后至分娩期，正常位置的胎盘在胎儿娩出前部分或完全从子宫剥离的现象。

08.045 过期妊娠 postterm pregnancy
妊娠达到或超过 42 周的情况。

08.046 流产感染 septic abortion
流产过程中，因阴道流血时间过长，有组织残留于宫腔内或忽视无菌操作等因素而引起的宫腔内感染，严重时可扩展到盆腔、腹腔乃至全身的现象。

08.047 羊水过多 polyhydramnios
在妊娠任何时期羊水量超过 2000ml 的现象。

08.048 羊水过少 oligohydramnios
妊娠晚期羊水量少于 300ml 的现象。

08.049 产褥中暑 puerperal heat stroke
产褥期因在高温环境中，体内热量不能及时散发而引起的中暑。

08.050 阴道镜检查 colposcopy
利用阴道镜在强光源照射下，放大 6~40 倍，藉以观察肉眼难以看到的宫颈阴道部上皮较微小的病变的方法。

08.051 宫腔镜检查 hysteroscopy
将宫腔镜导入宫腔内，直视下观察子宫颈管、子宫内口、宫内膜及输卵管开口，对宫腔内的生理及病理情况进行检查和诊断的方法。

08.052 腹腔镜检查 laparoscopy
将腹腔镜自腹壁插入腹腔，观察腹腔病变的形态和部位，必要时取组织行病理学检查以明确诊断的方法。

08.053 孕龄 gestational age
从最后 1 次正常月经第一天起至分娩时止的时间，通常以周表示。

08.054 分娩机制 mechanism of labor
胎儿先露部随着骨盆各平面的不同形态，被动地进行一连串适应性转动，以其最小径线通过产道的全过程。

08.055 哺乳期 lactation
产妇用自己的乳汁喂养婴儿的时期。

08.056 哺乳期保健 lactation health care
对产后哺乳的母亲及婴儿进行的保健措施。包括对哺乳方法的指导、卫生要求、对乳母的劳动保护，以及正确的断乳方法指导等。

08.057 产褥期 puerperium
从胎盘娩出至生殖器官完全恢复的一段时间，一般需要 6~8 周。

08.058 育龄妇女 woman of child-bearing age
处于生育年龄的妇女。

08.059 节育期 birth control period
女性从月经初潮到绝经期前的非生育期。即除妊娠、分娩、产褥以外的整个育龄期。

08.060 非意愿妊娠 unwanted pregnancy
又称"意外妊娠(unintended pregnancy)"。不管是否采取避孕措施，妇女在不想妊娠时发生的妊娠。包括因避孕失败和未满足避孕需求导致的妊娠。

08.061　节育　birth control
节制生育。包括阻断妊娠各环节的避孕绝育措施。

08.062　避孕　contraception
避免受孕的预防措施。包括采取避孕药具和手术方法达到暂时或永久阻止受孕的目的。

08.063　避孕咨询　contraception counseling
运用现代科学知识和人际交流技能，针对节育期有关避孕节育问题，在尊重隐私的基础上，提供安全避孕方法的咨询过程。

08.064　更年期　climacteric period
妇女育龄期至老年期之间的过渡阶段。包含卵巢功能减退至终止的全过程。

08.065　更年期保健　climacteric care
帮助妇女顺利地度过更年期，减少更年期在生理上、心理上不适症状的保健服务。

08.066　更年期综合征　climacteric syndrome
又称"绝经期障碍(menopausal disorder)""围绝经期综合征(perimenopausal syndrome)"。妇女因卵巢功能衰退而出现的以自主神经功能紊乱为主的综合征。表现为月经周期紊乱、潮红、出汗、心悸、情绪改变等。

08.067　绝育　sterilization
用人工方法使夫妻一方在正常性生活情况下，断绝生育能力的措施。

08.068　亲子关系　parent-child relationship
父母与子女的关系。是血缘最近的直系血亲，为家庭关系的重要组成部分。在法律上是指父母和子女之间的权利、义务关系。

08.069　初乳　colostrum
产后第一周分泌的乳汁。质稠呈浅黄色，富含大量的免疫蛋白和乳铁蛋白等，易消化，

是新生儿早期理想的天然食物。

08.070　母乳喂养　breast feeding
婴儿只吃母乳，不加任何其他食品的喂养方式。

08.071　人工喂养　artificial feeding
婴儿完全不用母乳，而改用动物乳(如牛乳、羊乳)或其他食品(如豆浆、奶糕、代乳粉等)喂养的方式。

08.072　混合喂养　mixed feeding
因各种原因母乳不足或不能按时喂养，在坚持用母乳喂养的同时，用婴儿代乳品喂养的方式。

08.073　辅食　dietary supplement
婴儿除人乳外，须添加的其他辅助食品。如果汁、肉泥、肝泥、鸡蛋、菜泥、菜汁等。

08.074　胎儿保健　fetal health care
对母亲孕期的系统保健。是保护胎儿在子宫内健康发育以及最终安全娩出的措施。

08.075　早产儿　preterm infant
又称"未成熟儿(premature infant)"。胎龄超过 28 周，但不满 37 周的活产婴儿。

08.076　新生儿　newborn
出生以后不满 28 天的婴儿。

08.077　头围　head circumference
经眉弓上方和枕后结节绕头一周的长度。

08.078　臀围　hip circumference
大转子与髂前上棘连线中点的水平面绕臀一周的长度。

08.079　晨间检查　morning inspection
每天早晨由保育员或老师对入托幼儿或小

学生进行的检查和观察。

08.080　觅食反射　rooting reflex
婴儿出生即具有的一种最基本的进食动作。

08.081　吸吮反射　sucking reflex
将乳头或手指放在新生儿两唇间或口内，可引起吸吮的反应性动作。

08.082　新生儿窒息　neonatal asphyxia
婴儿出生后无自主呼吸或呼吸抑制而导致低氧血症和混合型酸中毒的状态。

08.083　囟门　fontanelle
新生儿颅骨未完全闭合所产生的裂缝。包括前囟门和后囟门。前囟门于 12～18 个月时闭合，后囟门最晚于 2～4 个月时闭合。

08.084　坐高　sitting height
头顶到坐骨结节的长度。

08.085　低体重　low body weight
儿童的体重低于同年龄、同性别参照人群值的中位数减 2 个标准差的状态。

08.086　低体重儿　low birth weight infant
出生 1h 内测体重不足 2500g 的新生儿。

08.087　生理性体重下降　physiological weight loss
婴儿出生后未能立即进食，或进食量少，加上胎粪排出，尿液、汗液等的水分丧失等因素，造成的暂时性体重下降。

08.088　夜惊　night terror
睡眠中突然出现的一种短暂惊恐症状。常见于 4～12 岁的儿童，青春期后逐渐减少至消失。

08.089　新生儿贫血　neonatal anemia
出生一周内的新生儿静脉血红蛋白<135g/L或毛细血管血红蛋白<145g/L 的状态。

08.090　生理性黄疸　physiologic jaundice
新生儿正常发育过程中，由于胆红素代谢的特点所致的一过性血胆红素增高的现象。

08.091　握持反射　grasp reflex
将物品或手指置入婴儿手心中，婴儿能将其握紧的反射动作。

08.092　拥抱反射　embrace reflex
新生儿仰卧位，拍打床面后其双臂伸直外展，双手张开，然后上肢屈曲内收，双手握拳呈拥抱状的反射动作。

08.093　婴儿抚触　infant touch
又称"婴儿按摩(infant massage)"。轻柔地对婴儿全身进行的爱抚和触摸。

08.094　色觉　color vision
又称"辨色力(color discrimination)"。眼睛辨别颜色的能力。

08.095　视力　vision
眼睛识别目标物体的能力。

08.096　明视持久度　duration of photopic vision
明视时间与注视总时间的百分比。是检查学习、工作效率和疲劳状态，研究照明条件对视疲劳影响的方法之一。

08.097　视力保护　vision protection
通过卫生、教育或其他措施防止视力减退，使儿童少年的视力得到正常发育的措施。

08.098　眼保健操　eye exercise
根据我国医学推拿、气功和经络穴位的原理，结合医疗体育综合而成的一种促进眼睛保健的自我按摩法。

08.099　听力筛查　hearing screening
应用耳声发射、自动听性脑干反应和声阻抗等电生理学技术，在新生儿自然睡眠或安静的状态下进行的客观、快速和无创的检查。

08.100　青春期延迟　delayed puberty
又称"青春期性发育延迟(adolescent growth delay)"。多数倾向于以男童 13.5～14 岁未出现睾丸增大，女童 13～13.5 岁未出现乳房发育为标准判断的延迟。

08.101　青春期综合征　pubertal syndrome
因青春期生理与心理发育不同步，心理发育相对滞后等因素而形成的一系列精神与心理的症状。主要表现为记忆力下降，精神萎靡，敏感多疑，消极自卑，性冲动频繁等。

08.102　性发育　sexual development
青春期最重要的表现之一，包括性器官的形态变化、功能发育和第二性征发育等。是评价少年儿童发育水平及进入青春期不同阶段的重要指标。

08.103　学生健康检测　student's health surveillance
采用抽样调查方法，对确定检测点学校目标人群的生长发育、健康状况等进行的长期动态观察。

08.104　注意力集中功能试验　target aiming function test, TAF
一种测验大脑皮质功能的试验。是检验疲劳的一种方法。

08.105　垂直视角　vertical angle of view
又称"仰角(elevation)"。学生注视黑板上缘的视线与黑板面垂直线所构成的夹角。

08.106　水平视角　horizontal visual angel
又称"观察角(angle of observation)"。学生视线与黑板面之间的水平角度。一定的角度是保证学生清楚地辨认黑板字迹的必要条件之一。

08.107　脊柱弯曲异常　defect of vertebral column
儿童少年常见的脊柱侧弯、前后弯和直背等姿势缺点，影响儿童的体态和体力。

08.108　发育标准　development standard
搜集大量健康儿童的某些发育标志的数值，按性别、年龄(或月龄)计算出的各发育标志的平均数、标准差和标准误。

08.109　第二性征　secondary sexual characteristics
受性激素影响，身体出现的一系列与性别有关的特征。

08.110　发育评价　assessment of growth and development
根据发育标准，对个体或集体儿童的生长发育状况进行的判断。

08.111　发育调查　development investigation, growth survey
了解儿童发育状况和生长发育规律，及了解某些因素对生长发育的影响，从而采取相应的措施，改善群体发育状况而做的调查。

08.112　发育年龄　developmental age
又称"生理年龄(physiological age)"。儿童少年生长发育各方面指标的发育水平或成熟程度的年龄。如骨龄、齿龄、智龄等，可作为个体儿童发育评价的方法之一。

08.113　生长徒增　spurt of growth
身体激烈增长的阶段。有两个阶段：一是由

胎儿中期(孕 4～6 个月)开始到出生后 1 周岁；二是女孩由 9～11 岁开始至 13～15 岁结束，男孩一般比女孩晚 2 年。

08.114　身高预测　predicted height, expectant height
对从儿童到成年时可能达到的身高数值的推测。

08.115　体型图　physical profile
将儿童的身高、体重、胸围等发育标志的平均数，以加减 1～3 个标准差的数值，按性别、年龄分别绘成的图。可用于评价个体儿童的生长发育情况及了解其体型。

08.116　布鲁格施指数　Brugsch index
又称"身高胸围指数(chest-stature index)"。胸围与身高之比，以百分数表示。

08.117　骨龄　skeletal age, bone age
全称"骨骼年龄"。X 射线摄片上显示的骨化中心出现的年龄和骨骺与骨干愈合的年龄。一般以左侧手腕部的骨龄为代表。

08.118　儿童行为　child behavior
儿童外部表现出来的活动或心理活动。通指儿童在家庭和学校生活方面的表现。

08.119　形态发育　morphological development
人体外表形态的发育状况。如身高、体重、皮褶的厚度等。

08.120　格塞尔发育量表　Gesell developmental schedule
将智能测试程序按 8 个关键年龄的成熟程度排列成的量表。可用于评价 4 周到 36 个月的婴儿、幼儿的全面发育水平。

08.121　发育等级百分位数评价法　rank percentile evaluation of development
以发育资料中某指标(如身高、体重等)的百分之第 50 位数为基准值，以其余百分位数为离散距制成的。评价儿童的发育水平的一种方法。

08.122　身高别体重　weight for height, WFH
不分年龄，以不同数值的身高计算的体重。按标准差法或百分位法列表，用来评价儿童的营养状况，是判断儿童肥胖和营养不良的最常用指标之一。

08.123　年龄别身高　height for age
以不同数值的年龄计算身高。表示儿童身高的增长。

08.124　生长发育　growth and development
身体各部或器官量的增加，及机体力能的分化和完善。包括智力和体力的发展。生长和发育是密不可分的一个连续的过程。

08.125　功能发育　functional development
儿童身体生理功能的发育状况。常用的指标有：肌力、肺活量、呼吸差、呼吸频率、氧耗量、脉搏和血压等。

08.126　体格生长　physical growth
反映人体生长发育水平、营养状况和锻炼程度的状态。通过观察和测量身高、体重、胸围、肩宽、骨盆宽度和皮肤与皮下软组织等情况来判断。

08.127　智商　intelligence quotient, IQ
全称"智力商数"。用来表示儿童智力发育水平的一项心理学指标。

08.128　残障儿童　handicapped child
14 周岁以下的儿童中，在躯体或心理活动中的某项能力 (包括先天或后天原因造成肢体功能障碍，视觉、听觉、言语障碍以及智力或精神障碍等) 明显低于正常儿童者。

08.129　营养不良　malnutrition
　　由蛋白质和能量摄入不足或吸收障碍引起，常伴有其他营养素的缺乏，表现为消瘦、皮下脂肪消失、精神萎靡、免疫力低下、生长发育迟缓等的状况。

08.130　营养不良性消瘦　nutritional maras-mus
　　又称"婴儿萎缩症(infantile atrophy inanition athrepsia)"。由于长期摄食过少，靠消耗自己身体组织以维持最低的生命代谢需要而造成的消瘦。多见于婴儿期的极度消瘦症。

08.131　发育迟缓　growth retardation
　　年龄别身高、体重低于同年龄、同性别参照人群值的中位数减2个标准差的状况。主要反映儿童慢性长期营养不良。

08.132　精神发育迟缓　mental retardation
　　又称"智力低下""精神发育不全(mental deficiency)"。由于先天或后天因素导致的精神发育受阻，表现出一般智力低于平均水平，伴有不同程度的适应行为缺陷的心理发育障碍。

08.133　遗尿　enuresis
　　无器质性疾病的小儿在睡眠中不自主地排尿的现象。遗尿症指3岁后经常不能控制排尿或5岁后在睡眠中仍时有不自觉的排尿的情况。

08.134　学习困难　difficulty of learning
　　各种原因引起的学业失败的现象。多指由于学习技能的获得与发展障碍等原因致使学习技能丧失或应用障碍，导致学习成绩低下。

08.135　合理营养　rational nutrition
　　每日膳食中适合各种情况(年龄、性别、生理条件、劳动负荷、健康状态等)的食物、营养素供给量和配比。

08.136　临床营养　clinical nutrition
　　又称"治疗营养(therapeutic nutrition)"。根据疾病的诊断与病情，提出的营养治疗方案。是临床治疗的一种手段。

08.137　膳食结构　dietary pattern
　　又称"食物结构"。消费的食物种类及其数量的相对构成。表示膳食中各种食物间的组成关系。

08.138　营养调查　nutritional survey
　　了解人群或个体膳食的构成及营养状况的行动。

08.139　膳食营养素供给量　recommended dietary allowance
　　为满足机体营养需要，每日由膳食提供的各种营养素量。

08.140　营养素需要量　nutrient requirement
　　维持身体正常生理功能所需要的营养素的数量。

08.141　膳食治疗　dietary therapy
　　通过控制营养及饮食以治疗疾病或促进健康的治疗方法。

08.142　特殊营养　special nutrition
　　根据生理或病理对营养素的特殊需求而制定的特需膳食。

08.143　平衡膳食　balanced diet
　　摄入的各种营养素种类齐全，营养素之间比例适当，能够满足人体营养需要的合理膳食。

08.144　必需元素　essential element
　　维持生命不可缺少的，机体如缺乏常可导致相应功能失调的化学元素。

08.145 微量元素 trace element
人体内含量很少，占体重的 0.01%以下，为维持正常功能所必需的元素。如铁、锌、铜、锰、碘、钴、铬、镍、钼、硒等。

08.146 食物纤维 food fiber
食物中不能被人类消化道水解的所有植物性糖类(碳水化合物)和木质素。

08.147 营养监测 nutrition surveillance
搜集分析人群的营养状况，预测可能发生的变化，并引导这种变化向人们期望的方向发展的监测。

08.148 营养失调 nutritional disorder
长期的食物摄取不均衡导致正常的代谢作用受到阻碍的状态。

08.149 食物不耐受 food intolerance
部分人体对某些食物如乳糖、蚕豆等缺乏相应的消化或代谢的酶类，以致在进食此类食物时引起不适或疾病的情况。

08.150 食物过敏 food allergy
部分人体将某些食物(多为蛋白质类食物)视为抗原，产生了抗体，以致在再次摄入此食物时引起的过敏反应。

08.151 抗氧化营养素 antioxidant nutrient
具有抑制自由基产生、清除自由基功能或抑制自由基对机体氧化损伤作用的营养素。如维生素 E、维生素 C 和 β-胡萝卜素等。

08.152 暗适应 dark adaption
眼睛对弱光的适应能力。

08.153 伸展运动 extensional movement
一种被动的、非用力的锻炼形式。它使身体处于关节运动所可能达到的最极限的体位，能解除慢性紧张和僵硬。

08.154 人口老龄化 population aging
一个人口群体的老年人口系数，60 岁及以上人口达到 10%，或 65 岁及以上人口达到 7%。

08.155 健康老龄化 successful aging, healthy aging
老年人个体的身心健康及良好的社会适应，老年人群体的健康，健康预期寿命的延长以及与社会整体的协调，社会发展氛围良好等的总和。由世界卫生组织于 1990 年提出。

09. 社区健康教育与健康促进

09.001 健康教育 health education
通过信息传播和行为干预，帮助个人和群体掌握保健知识、树立健康观念，实施健康生活方式的教育活动。

09.002 健康促进 health promotion
在健康教育的基础上，通过政府的、社会的行为促成个人与人群自愿采取健康生活方式以达成促进健康的行动。

09.003 渥太华宣言 Ottawa Charter of Health Promotion
1986 年在渥太华召开的首届国际健康促进大会上通过的宣言。提出了健康促进的 5 个主要活动领域：建立促进健康的公共政策、创造健康支持环境、加强社区行动、发展个人技能和调整卫生服务方向。

09.004 赋权 enpowerment
赋予个人或社区通过树立正确的观念、科学

的知识和技能，使其发挥各自的健康潜能，促使社区更有能力开展集体行动，促进社区健康和提高生活质量的权利。

09.005 卫生宣传 health propaganda
以大众传播为主要方式，以卫生知识为主要内容的传播活动。

09.006 自我保健 self-care
人们采取自主或互助的方法实现自我健康目的的活动。是人们决定自己健康的权利与义务的体现。

09.007 自我管理 self-management
管理自己的能力。包括支配、调整自己的生活，树立人生目标，进行自我激励等。

09.008 社会动员 social mobilization
人民群众广泛参与、依靠自己的力量，实现特定的社会发展目标的群众性运动，是一个寻求社会改革和发展的过程。

09.009 人的行为 human's behavior
人对内外环境因素刺激所做出的能动反应。

09.010 被动发展 passive development
婴幼儿阶段基于本能力量的驱使，以及无意识的模仿所获得的行为、动作、语言、情绪等的发展。

09.011 主动发展 active development
3～12 岁的儿童开始了主动模仿、探究等带有明显主动性意识的行为发展。

09.012 自主发展 independent development
12 岁到成年阶段，人们开始通过对自己、他人、环境、社会进行综合认识，调整自己的行为发展，使行为的发展有了自主性。

09.013 巩固发展 consolidation and devel-opment
成年以后人的行为定式已经形成，主要体现在巩固、完善、适当调整几个方面的行为发展。

09.014 健康相关行为 health-related behavior
个体或群体与健康相关的行为。可分为促进健康行为和危害健康行为两大类。

09.015 促进健康行为 health-promoted behavior
个体或群体表现出的、客观上有益于自身和他人健康的行为。

09.016 危害健康行为 health-risky behavior
偏离个人、他人乃至社会的健康期望，客观上不利于健康的行为。

09.017 预警行为 warning behavior
对可能发生的危害健康的事件预先采取预防措施从而预防事故发生，以及能在事故发生后正确处置的行为。

09.018 求医行为 health-seeking behavior
人们感到不适，或察觉到自己患有疾病时，主动寻求医疗帮助的行为。

09.019 遵医行为 compliance behavior
个体在确诊患有疾病后，积极遵从医嘱，配合治疗的一系列行为。

09.020 认知 cognition
人们获得和利用信息的全部过程和活动。包括接收到外界信息的刺激，对接收到的信息做出解释，对信息做出反应，采取适当行动。

09.021 知信行模式 knowledge, attitude, belief and practice model, KABP model, KAP model

卫生保健知识和信息是建立积极、正确的信念与态度，进而改变健康相关行为的基础，而信念和态度则是行为改变的动力。

09.022　健康信念模式　health belief model
与疾病、健康相关的信念是人们采纳有利于健康行为的基础和动力。人们是否采纳有利于健康行为的有关的因素是感知疾病的威胁，感知健康行为的益处和障碍，自我效能，提示因素及社会人口学因素。

09.023　感知威胁　perception of threat
人们对疾病易感性的感知和对疾病严重性的感知，是促使人们产生行为动机的直接原因。

09.024　感知易感性　perception of suscepti-bility
个体对自身患某种疾病或出现某种健康问题的可能性的判断。人们越是感到自己患某疾病的可能性大，越有可能采取行动避免疾病的发生。

09.025　感知严重性　perception of severity
个体对疾病的严重性的判断。包括疾病对躯体健康的不良影响，如疾病会导致疼痛、伤残和死亡等。

09.026　感知行为益处　perception of benefit of action
个体对采纳行为后能带来的益处的主观判断。包括对保护和改善健康状况的益处和其他收益。

09.027　感知行为障碍　perception of handi-cap of action
个体对采纳健康行为时会面临的障碍的主观判断。包括行为复杂性、时间花费、经济负担等会阻碍个体对健康行为的采纳。

09.028　自我效能　self-efficacy
个体对自己能力的评价和判断。即是否相信自己有能力控制内、外因素而成功采纳健康行为的能力。

09.029　提示因素　cues to action
诱发健康行为发生的因素。如大众媒介的疾病预防与控制运动、医生建议采纳健康行为、家人或朋友患有此种疾病等都有可能作为提示因素诱发个体采纳健康行为。

09.030　对行为的态度　attitude toward be-havior
个体对所要采纳的行为所持的积极或消极的态度。包括行为信念和行为结果评价。

09.031　行为信念　behavioral belief
个体采纳某行为能否达到预期结果的自信心。

09.032　行为结果评价　evaluation of behavior outcome
个体对采纳某行为所产生的结果的重要性评价。

09.033　主观行为准则　subjective behavior norm
个体对促使其采纳某行为的社会压力的主观感受，主要来自他人对行为者的期望。

09.034　准则信念　normative belief
个体觉得其周围特定的个人或群体认为其是否应该采纳某种行为的自信心。

09.035　控制信念　control belief
个体对采纳某种行为的自信心。

09.036　感知能力　perceptive capability
个体对采纳行为过程中的困难和难度的察

觉能力。

09.037　群体动力学　group dynamics
人们结成群体后，个体间会不断相互作用、相互适应，从而形成群体压力、群体规范、群体凝聚力等，既影响和规范群体中个体的行为，也最终改变群体行为的学科。

09.038　行为改变阶段　stage of behavior change
认为行为转变分为无打算、打算、准备、行动、维持 5 个阶段，对于成瘾行为来说，还有第 6 个阶段即终止阶段。只有针对不同阶段的需要提供不同的干预帮助，才能促使教育对象向下一阶段转变。

09.039　无打算阶段　pre-contemplation stage
行为改变阶段理论的第一阶段。在最近 6 个月内，没有考虑改变自己的行为，或者有意坚持不改变的状态。

09.040　打算阶段　contemplation stage
行为改变阶段理论的第二阶段。在最近 6 个月内，人们开始意识到问题的存在及其严重性，意识到改变行为可能带来的益处，也知道改变行为需要代价，因此在益处和代价之间权衡，处于犹豫不决的矛盾状态。

09.041　准备阶段　preparation stage
行为改变阶段理论的第三阶段。在最近 30 天内，人们郑重地做出行为改变的承诺，如向亲属、朋友宣布自己要改变某种行为，并有所行动，如向别人咨询有关行为改变的事宜，购买自我帮助的书籍，制订行为改变时间表等的状态。

09.042　行动阶段　action stage
行为改变阶段理论的第四阶段。在 6 个月内，人们已经开始采取行动改变某种行为的状态。

09.043　维持阶段　maintenance stage
行为改变阶段理论的第五阶段。改变行为已经达到 6 个月以上，人们已经取得行为转变的成果并加以巩固，防止复发的状态。

09.044　终止阶段　termination stage
行为改变阶段理论的第六阶段。在某些行为，特别是成瘾性行为中可能有这个阶段。在此阶段中，人们不再受到诱惑，对行为改变的维持有高度自信心的状态。经过这个阶段便不会再复发。

09.045　相对优势　relative advantage
一项创新较同类产品或技术的明显优势。越明显被采纳速度越快。包括经济因素、社会声望、便利性、满意度等评价指标。

09.046　相容性　compatibility
一项创新与现存价值观、潜在接受者过去的经历以及个体需要的符合程度。越好被采纳速度越快。

09.047　复杂性　complexity
创新被理解或被使用的难易程度。创新的复杂性低，则被采纳速度快。

09.048　可试验性　trial ability
在某些特定条件下一项创新能够被试验的可能性。经得起试验的创新，被采纳速度快。

09.049　可观察性　observability
个体可以看到一项创新结果的可能性程度。观察到结果的创新，容易被采纳。

09.050　预防性创新　preventive innovation
为了避免未来某一时刻发生某种不希望的结果，而要求在当前及时采取行动的新想法。

09.051　行为干预　behavior intervention

对存有危害健康行为的个体或群体进行教育，促使其改变不利于健康的行为的活动与过程。

09.052　行为矫正　behavior modification
按照一定的期望，在一定条件下采取特定的措施，促使矫正对象改变自身的特定行为的改变过程。

09.053　脱敏疗法　desensitization therapy
用于消除因对某种因素过于敏感而产生的不良行为表现的方法。

09.054　厌恶疗法　aversive therapy
每当矫正对象出现某种不利于矫正行为的欲望冲动时，就给予一个能引起负性心理效应的恶性刺激，以促使其建立起该行为与恶性刺激间的条件反射，引起内心厌恶，直至消除该行为的方法。

09.055　示范疗法　modeling therapy
将所要形成的健康行为或所要改变的风险行为分解成不同阶段或不同表现，设计相应的模拟场景，让行为矫正对象扮演其中角色或观察角色行为，从而形成自己的行为的方法。

09.056　强化疗法　reinforcement therapy
一种在行为发生后，通过正强化或负强化来矫正行为的方法。

09.057　交流　communication
人与人之间通过一定的符号进行的信息传播与分享的过程。是人类普遍存在的一种社会行为。

09.058　探测　surveying
收集、储存、整理和传递各种情报信息、数据、资料等的行为。目的是供个人、团体、国家了解周围环境，认识自己所处的地位，确定自己应采取的态度和行动。

09.059　人际沟通　interpersonal communication
又称"人际交流"。人与人之间进行直接信息沟通的一类交流活动。

09.060　大众传播　mass communication
职业性信息传播机构和人员通过广播、电视、电影、报纸、期刊、书籍、互联网等大众媒介和特定传播技术手段，向范围广泛、为数众多的社会人群传递信息的过程。

09.061　自我传播　ego transmission
个人接受外界信息后，在头脑中进行信息加工处理的过程。属心理学范畴。

09.062　群体传播　group communication
组织以外的小群体(非组织群体)的传播活动。

09.063　组织传播　organizational communication
以组织为主体的信息传播活动。

09.064　媒体组合　media mix
在同一大众传播中，使用两种或两种以上不同媒体的计划。

09.065　健康传播　health communication
以"人人健康"为出发点，运用各种渠道和方法，以维护和促进人类健康为目的而制作、传递、分散、交流、分享健康信息的过程。

09.066　传播结构　communication construction
从传播者一端到受传者一端之间构成的各种关系。

09.067　传播模式　communication model
描述、解释和分析传播现象的图像形式。采用简化而具体的图解模式可以研究复杂的传播现象、传播结构和传播过程，从而揭示传播结构内各因素之间的相互关系。

09.068　传播者　communicator
在传播过程中传出信息的个人(如有关领导、专家、医生、讲演者、节目主持人、教师等)或团体(如报社、电台、电视台等)。

09.069　健康信息　health information
健康传播过程中传受双方所制作、传递和分享的一切有关人的健康的知识、技术、技能、观念和行为等的内容。

09.070　媒体渠道　media channel
信息的载体,传递信息符号的媒介。

09.071　受众　audience
在传播过程中接受信息的个体或团体的总称。

09.072　共同经验域　mutual experience field
人际传播过程中双方对信息能够共同理解、相互沟通,产生共识的经验范围和传受双方对传播媒介的使用及理解的共识范围。

09.073　契约关系　contact relation
传播活动中传播双方相互依存的一种默契关系。传播双方以此约束各自的传播行为。

09.074　反馈　feedback
传播者所获知的受传者接受信息后的反应。

09.075　积极性反馈　positive feedback
对传播者传出的信息做出理解、赞同、支持的应答反馈。

09.076　消极性反馈　negative feedback
对传播者传出的信息做出不赞同、不理解、不支持或反对的应答反馈。

09.077　模糊性反馈　illegible feedback
对传播者传出的信息做出没有明确态度和立场应答的反馈。

09.078　试探型问题　probing question
提问者提出的对对方进行试探,以证实某种估测的问题。

09.079　倾向型问题　tendentious question
又称"诱导型问题"。提问者提出的表达了自己的倾向,给对方以暗示和诱导的问题。

09.080　复合型问题　combined question
一句话中包括了两个或两个以上问题的问题。

09.081　传播材料预试验　communication material pretest
健康教育人员将传播材料初稿在一定数量的目标人群中进行试验性使用的做法。用以了解目标人群是否理解、喜欢传播材料的表现形式,以及有什么评论和意见等。

09.082　参与式快速评估　participatory rapidly assessment
通过各种技术对目标人群有了深入了解和理解后,得出有关人们认识、情感及其相关问题的描述性结论的过程。

09.083　深入访谈　in-depth interview
一种访谈形式,一般以一对一、面对面的方式进行。由调查员和调查对象进行直接对话,收集符合调查目的的资料。

09.084　自我导向学习　self-directed learning
以自我责任为出发点,主动诊断自己的健康需求,形成学习目标,执行适合自己的学习计划,评估自己的学习成果,以达到自我实现健康目标的学习方式。

09.085　倾向因素　predisposing factor
产生某种行为的动机、愿望,或是诱发某种

行为的因素。包括知识、态度、信念和价值观等。

09.086 促成因素 enabling factor
促使某种行为动机或愿望得以实现的客观因素。即实现某行为所必需的技术和资源。

09.087 强化因素 reinforcing factor
激励行为维持、发展或减弱的因素。往往来自家人、亲友或同伴。

09.088 知识 knowledge
人对世界的认识和经验的总和。

09.089 信念 belief
对某一现象或某一事物的存在或其合理性确信无疑的看法。

09.090 态度 attitude
对人或事所持有的一种持久性、一致性和相对稳定的情感倾向。

09.091 价值观 value
人们认为最重要的信念和标准。

09.092 教育目标 educational objective
教育计划中为实现行为改变所必须具备的知识、态度、信念、价值观等。

09.093 行为目标 behavioral objective
希望目标人群在行为上达到的改变。

09.094 健康目标 health objective
需要目标人群在生理、心理和社会适应方面达到的改变。

09.095 头脑风暴法 brainstorming method
要求学员在听到问题以后立即在头脑里产生"风暴"式的紧张，快速思考，并做出快速反应的方法。

09.096 内部质控 internal quality control
项目工作人员在执行项目过程中，通过记录项目活动进行的情况和指标完成的情况，是否符合计划的目标和标准等，来对项目执行的数量和质量进行的监控。

09.097 外部质控 external quality control
由项目以外的、有项目评价经验的专业人员以专家小组审查的方式进行的监控。可以更加客观地反映项目实施情况。

09.098 时间因素 time factor
发生在健康教育与健康促进计划执行或评价期间的重大的、可能对目标人群健康相关的因素。

09.099 回归因素 regression factor
由于偶然因素，个别被测试对象的某个特征水平过高或过低，在以后又回复到实际水平的现象。

09.100 失访 loss to follow-up
在健康教育与健康促进计划执行或评价过程中，目标人群由于各种原因不能被干预或评价的现象。

09.101 健康促进学校 health promoting school
在学校开展健康促进的组织形式。通过学校、家长和学校所属社区内所有成员的共同努力，共同促进学生健康。

09.102 学校卫生社会环境 social environment of school hygiene
激发和促进学生参加健康活动，主动培养健康意识的外部环境。包括学校的人际环境和物质环境等。

09.103 学校卫生服务 school health care
根据师生健康状况提供的以预防为主，及

突发性疾病与意外事故的应急处理等的卫生服务。

09.104　学校人际环境　school interpersonal environment

学校内师生之间、员工之间及员工与学生之间的相互关系。

09.105　学校物质环境　school material environment

学校的基础设施环境及温度、湿度、噪声等的自然环境。

09.106　个人健康技能　personal health skill

能够有效处理日常生活中各种健康需求和挑战的技能。

09.107　社区健康教育　community health education

以社区为单位，以社区人群为对象，以促进社区健康为目标，有组织、有计划的健康教育活动。

09.108　社区健康促进　community health promotion

在社区开展的健康促进活动。通过健康教育和社会支持，改变个体和群体行为、生活方式和环境影响，提高社区人民的健康水平和生活质量。

09.109　医院健康教育　hospital health education

医院针对某种疾病患者及其家属所实施的健康教育活动或以健康为中心，为改善患者及其家属、社区成员和医院职工的健康相关行为所进行的有组织、有计划、有目的的教育活动。

09.110　医院健康促进　hospital health promotion

医院开展的健康教育和促进患者、家属、医院员工改变不良生活方式以增进健康为目的的综合活动。

09.111　工作场所健康教育　workplace health education

根据不同工作场所从业人群的职业特点，针对所接触的职业危害因素而进行的卫生知识和防护知识的教育。

09.112　工作场所健康促进　workplace health promotion

在工作场所开展健康教育的基础上，采取综合干预措施，保护和促进职工身心健康的活动。

09.113　成瘾行为　addiction behavior

超乎寻常的嗜好和习惯性。包括吸烟、酗酒和药物滥用(如吸毒)等。

09.114　诱导阶段　induction period

成瘾行为形成的第一阶段。当人与致瘾原偶尔接触时产生的欣快感，对成瘾者有强大吸引力，但在终止接触后，不会有明显戒断症状的阶段。

09.115　形成阶段　formative period

成瘾行为形成的第二阶段。在内、外环境的共同作用下，尚未成瘾的行为不断重复，直到产生依赖的阶段。

09.116　依赖综合征　dependence syndrome

成瘾行为形成后表现出的一系列心理和行为表现。包括生理依赖性、精神依赖性和社会依赖性。

09.117　生理依赖性　physiological dependence

长期使用依赖性物质后产生的一种适应状态。一旦形成，必须有足量依赖性物质存在，机体才能保持正常状态。

09.118 精神依赖性 psychological dependence
长期使用依赖性物质后机体产生的欣快感觉,导致使用者在精神上产生一种连续不断使用该物质的强烈欲望,继而引发强迫使用行为,以获得满足感的状态。

09.119 社会依赖性 social dependence
一旦进入某种社会环境或某种状态,就发作成瘾的状态。

09.120 被动吸烟 passive smoking
不吸烟者从环境中吸入由烟草燃烧所产生的烟雾的现象。

09.121 社会干预 social intervention
由专家、志愿者等针对各种带社会性的问题(如自杀、灾难、社会心理问题等等)进行的干预行为。

09.122 安全性行为 safe sex action
为避免性传播疾病的传播,于性行为时采取的保护措施(如使用安全套等)。

09.123 社会歧视 social discrimination
对某具体社会群体的不公平、不合理、排斥性的社会行为或制度性的安排。

10. 社区卫生服务管理

10.001 管理 management
通过获取信息、决策、计划、组织、领导、控制和创新等职能的发挥来分配、协调、有效整合一切可以调用的资源,以实现既定目标的活动。

10.002 社区卫生服务管理 community health service management
综合运用现代管理学理论、方法和技术,对开展社区卫生服务的人、财、物、信息、技术、时间和空间等资源进行的科学管理。

10.003 管理职能 management function
管理的职责和功能,是管理原则、管理方法在全部管理活动中的体现。

10.004 计划职能 program function
对未来的活动进行规划和安排的职能。在行动之前,预先拟定出具体内容和步骤。包括预测、决策和制订计划。

10.005 组织职能 organization function
对在为实现某项目标而活动中的人们进行组织,合理选配,设置必要的机构,确定其职责范围,规定各级领导的权力和职责,以进行有效的指挥的职能。

10.006 领导职能 leadership function
在组织目标、组织结构确定的情况下,管理者引导成员去达到目标的职能。

10.007 控制职能 control function
对实现目标的各种活动进行检查、监督和调节的职能。包括确立目标、收集信息、监督检查、分析研究、采取措施、进行调节等工作。

10.008 激励职能 motivation function
发挥人员的积极性、主动性的职能。包括激励、惩罚和智力开发。

10.009 培训职能 training function
对人员思想、文化、技术素质训练的职能。提高人员思想觉悟和工作能力。

10.010 思想教育方法 ideological education approach

通过人们对真理的追求，用思想教育启发人们自觉地指向共同的理想和目标的工作方法。

10.011 咨询顾问方法 consultancy approach

将各种研究或咨询机构和组织纳入决策系统的方法。

10.012 循证卫生管理 evidence-based health management

将客观的科学研究证据与管理者个人的管理实践和经验结合起来，将正确的卫生管理方案、方法和技术用于卫生管理之中的过程。

10.013 卫生政策 health policy

政府在对卫生事业发展规律和卫生工作实践经验的科学总结基础上形成的有关卫生方面的行动准则。

10.014 政策执行 policy implementation

将政策目标转化为政策现实的过程，也是为实现政策目标而重新调整行为模式的动态过程。

10.015 卫生法律 health law

由全国人民代表大会及其常务委员会制定的卫生法律文件。

10.016 卫生行政法规 health administrative law and regulation

由国务院制定的规范性卫生法规类文件。

10.017 卫生行政规章 health administrative rule

由卫生部或食品药品监督管理局等部门依法在其职权范围内制定的行政管理规章制度。

10.018 卫生标准 health standard

由专门卫生标准技术组织制定并由国家、国家部委或地方行政部门批准发布的卫生技术法规。

10.019 卫生技术规范 health technological specification

用于医疗卫生服务系统的特定知识体系的规范，是卫生标准的一种形式。规定了卫生服务应满足的技术要求。

10.020 卫生技术操作规程 health technological operation rule

医疗卫生活动的基本法规，是卫生标准的一种形式。为医疗卫生服务提供操作规范的文件。

10.021 卫生地方规章 local health rule

经国务院批准的省、市人民政府，依法在其职权范围内制定和发布的有关地区卫生管理方面的规章。

10.022 国际公共卫生法 international public health law

我国在与国际社会的相互交往中，在有关公共卫生领域所接受的具有法律约束力的公共卫生惯例、条约、规则等法律规范的总和。

10.023 卫生技术准入制度 admittance system of sanitary technique

国家为保护和促进人民群众健康，对卫生技术的应用制定的具有一定强制性的批准制度。

10.024 医疗纠纷 medical dispute

患者或其代理人与医疗机构或医务人员，对医疗行为期望的结果或双方在权利义务的认识上产生分歧，并以损害赔偿为主要请求的行为。

10.025　医疗事故　medical negligence
医疗机构及其医务人员在医疗活动中，违反医疗卫生管理法律、行政法规、部门规章和诊疗护理技术操作规范或因过失造成患者人身损害的事故。

10.026　一级医疗事故　level one medical negligence
造成患者死亡、严重伤残的医疗事故。

10.027　二级医疗事故　level two medical negligence
造成患者中度伤残、器官组织损伤，导致严重功能障碍的医疗事故。

10.028　三级医疗事故　level three medical negligence
造成患者轻度伤残、器官组织损伤，导致一般功能障碍的医疗事故。

10.029　四级医疗事故　level four medical negligence
造成患者明显人身损害后果的医疗事故。

10.030　社区卫生服务组织体系　organization system of community health service
为完成社区卫生服务任务，提高社区居民健康水平，按照卫生事业发展规划的要求和一定的责任、权力及其职能分工而设置的组织机构。

10.031　组织文化　organization culture
在组织系统中居主导地位的价值观体系、管理哲学、道德观念、科学技术文化水平，以及表现这些理念性事物的规章制度等的总和。

10.032　长期计划　long-term plan
一般指 10 年或 10 年以上的发展计划。

10.033　中期计划　metaphase plan
一般指 5 年期的发展计划。

10.034　短期计划　short-term plan
一般指年度计划，是中期计划的具体实施计划。

10.035　资源管理　resource management
综合运用行政的、经济的、法律的、政策的和规划的管理方法与手段，对资源实施合理配置、使用、考核、增效、发展等的管理活动。

10.036　结构质量　structure quality
构成工作质量的基本要素。包括人员、资金、技术水平和业务功能，设备、物资的数量与质量，环境与设施，时间的投入和利用，以及信息要素等。

10.037　过程质量　process quality
服务实施过程中各个工作环节的质量。

10.038　结果质量　outcome quality
服务的最终结果。是多种质量特性和质量内涵的综合体现。

10.039　服务质量　service quality
服务提供者满足服务对象需要的能力特性的总和。

10.040　医疗服务质量　medical service quality
医院提供医疗服务工作时，所取得的医疗效果和满足其服务对象需求程度的表现。

10.041　社区卫生服务质量　community health service quality
社区卫生服务机构为社区居民和患者提供服务时，满足其服务需求及潜在需求的程度和效果。

10.042 质量管理 quality management
确定工作方针、目标和职责，并建立完善的质量体系，通过质量策划、质量控制，实施全过程的管理。

10.043 社区卫生服务质量管理 quality management of community health service
按照社区卫生服务质量的结构或形成规律，对所有影响服务质量的因素和环节进行计划、组织、协调、控制，以保证和提高服务质量的活动过程。

10.044 全面质量管理 total quality management
以组织为中心，以全员参与为基础，以产品能满足顾客需求为目的的全方位质量行动。

10.045 社区卫生服务全面质量管理 total quality management of community health service
把社区卫生服务机构内各部门的基础质量、过程质量和改进质量的活动构成为一体的一种有效的管理活动体系、制度、手段和方法的总称。

10.046 全员质量管理 whole staff quality management
全体职工参加的质量管理。体现质量管理人人有责。

10.047 显性质量 explicit quality
可直接被感受到的质量。

10.048 隐性质量 implicit quality
不能直接被感受到的质量。

10.049 质量控制 quality control
把产品质量控制在所需的质量标准之上的监控。

10.050 持续质量改进 continuous quality improvement
对现有的产品和服务，为达到使用者所要求和期望的标准而通过不断改良持续提升质量的过程。

10.051 风险 risk
在决策过程中，由于各种不确定性因素的作用，使决策方案在一定时间内出现不利结果的可能性以及可能损失的程度。

10.052 社区卫生服务风险 risk of community health service
在社区卫生服务活动中客观存在的，可能会导致健康损失、经济损失等一切不良后果的不确定性因素或事件。

10.053 风险因素 risk factor
引起或增加风险事故的机会或扩大损失幅度的原因和条件。

10.054 风险事件 risk event
造成生命、财产损害的偶发事件。

10.055 风险损失 risk loss
风险造成的损失。包括健康上的耗损和物质等一切损失。

10.056 风险管理 risk management
通过风险识别、风险分析与风险评价等方法，对风险实施有效的控制和妥善处理风险所致的损失，期望达到以最小的成本获得最大安全保障的管理活动。

10.057 风险管理程序 risk management process
风险识别、风险分析与评价、风险控制与处理以及风险管理绩效评估的全过程。

10.058 风险分析 risk analysis
在风险识别的基础上，通过对所收集的大量的详细资料加以分析，运用概率论和数理统计，估计和预测风险发生的概率和损失程度的过程。

10.059 风险评估 risk assessment
在风险分析的基础上，预测风险发生的概率及损失程度，并结合其他因素评估风险发生的可能性及其危害程度，决定是否需要采取相应措施的过程。

10.060 风险管理绩效评估 performance evaluation of risk management
分析、比较已实施的风险管理方法的结果与预期目标的契合程度，以此来评判管理方案的科学性、适用性和效益性。

10.061 预防风险 preventing risk
针对主观风险因素，采取积极预防措施防范风险事件发生的过程。

10.062 满意度评价 satisfaction evaluation
以接受服务者的需要是否被满足作为客观评价的尺度，是终末质量评价的一种方法。

10.063 绩效 performance
一个机构及其成员的行为和结果。

10.064 绩效管理 performance management
管理者与下属就工作目标与如何达到工作目标达成共识的过程。

10.065 绩效沟通 performance communication
考核者将考核结果及时准确地反馈给被考核者，并和被考核者进一步讨论，寻找实际结果和目标值之间的差距及其归因，以便被考核者对自己的工作有较正确的认识，促使其改进绩效的过程。

10.066 绩效考核 performance evaluation
按照事先确定的工作目标和发展目标及其衡量标准，考察被考核者实际完成绩效目标的过程。

10.067 社区卫生服务信息 community health service information
能对社区卫生服务各项具体活动产生影响和结果的数据和相关信息。

10.068 社区卫生信息 community health information
反映社区主要健康特征、环境特征、卫生资源及其利用状况的信息。

10.069 家庭健康信息 family health information
家庭及其成员在医疗保健活动中产生的有关健康基本状况、疾病动态、预防保健服务利用等情况的信息。

10.070 居民健康信息 health information of resident
一个人从出生到死亡的整个过程中，其健康状况的发展变化情况以及所接受的各项卫生服务记录的总和。

10.071 社区卫生服务信息管理系统 information management system of community health service
通过使用计算机和通信设备，帮助社区卫生服务工作者准确有效地采集、存储、处理和传输社区居民健康问题和社区卫生服务管理的有关信息及与其相关的计算机应用软件系统。

10.072 信息检索 information retrieval
根据用户要求，按一定的途径和方法，借助一定的检索工具对信息进行查找和调取的过程。

10.073　信息反馈　information feedback
信息接收者把接收信息的情况及对信息的理解反馈给信息发送者，以供核查，确定成功或纠正偏差的过程。

10.074　项目管理　project management
运用科学的理论和方法对项目进行计划、组织、指挥协调和控制，以在规定时间、限定的费用下，实现项目立项时所确定目标的过程。

10.075　项目效应评价　project effectiveness evaluation
评估项目的实施对社会有关方面产生的影响，以确定所评价项目的贡献的方法。

10.076　项目目标评价　project objective evaluation
对项目的目标和项目的效果是否实现及其实现程度的评价。

10.077　项目应用评价　project utilization evaluation
对项目的成果在最大限度上得到项目受益者应用的评价。

10.078　项目环境评价　project environment evaluation
在项目正式开始之前，对项目拟实施地区的社会经济发展有关的政策、制度、人口等状况的评价。

10.079　项目实施评价　project formative evaluation
项目实施过程中所进行的研究性评价。重在检查项目的干预措施或实施方案的有效性与可行性。

10.080　市场营销　marketing
个人或群体通过市场同他人交换有价值的产品，以满足各自的需要的一种社会活动。

10.081　成本-效益分析　cost-benefit analysis
对单个或多个卫生技术服务或干预项目间所耗费的全部资源成本价值，以及由此产生的结果值(效益)进行分析的一种方法。

10.082　成本-效果分析　cost-effectiveness analysis
对成本消耗后得到的有用效果进行分析的一种方法。

10.083　成本-效用分析　cost-utility analysis
对成本消耗后得到的效用进行分析的一种方法。

10.084　最小成本分析　cost minimization analysis
在效果一定的前提下，通过分析比较，选择成本最低的备选方案的分析方法。是成本-效果分析的一种特殊形式。

10.085　卫生费用　health expenditure
促进健康的各项活动所花费的资金。包括健康促进与预防、诊断、护理、治疗、残疾和受伤的康复及医学教育和科研等资金。

10.086　财务管理　financial management
对资金运作所产生的财务活动和体现的经济利益关系所进行的管理工作。

10.087　财务报表　financial statement
对外提供的反映某一特定日期财务状况和某一会计期间经营成果、基金使用情况的报表。

10.088　资产负债表　balance sheet
反映某一会计期末，或某一时点财务状况的静态会计报表。

10.089　医疗收支明细表　medical revenue and expenditure list

反映社区卫生服务机构在一定的时期内(月、季、年),实际发生的各项医疗收入项目以及用于医疗的各项支出项目明细情况的会计报表。

10.090　流动比率　current rate
流动资产与流动负债的比率。表示每一元钱流动负债中有多少元钱的流动资产作为偿还债务的保证。

10.091　现金比率　cash rate
现金类流动资产与流动负债的比率。反映该机构短期偿债可能性的大小。

10.092　收入收益率　income profit rate
收支结余与收入总额之间的比率。

10.093　总资产周转率　total assets turnover rate
一定时期内的收入总额与总资产平均余额的比率。是反映总资产价值回收、转移与利用效果的指标。

10.094　流动资产周转率　current assets turn-over rate
一定时期内的业务收入与流动资产平均占用额的比率。是反映整个流动资产周转速度的指标。

10.095　总资产增长率　total assets growth rate
本年总资产增长额同年初资产总额的比率。可以衡量该机构本期资产规模的增长情况,评价营运规模总量上的扩张程度。

10.096　固定资产增长率　fixed assets growth rate
本年固定资产增加值与年初固定资产原值的比率。是衡量固定资产规模扩大程度的指标。

10.097　业务收入增长率　growth rate of business income
本期业务收入增加额与上期业务收入的比率。是反映该机构经营状况的指标。

10.098　人均纯收益增长率　growth rate of net income per-capita
在职职工人均纯收益增长的比率。是反映现有人力资源规模下收益扩张能力的指标。

10.099　预算　budget
用货币的形式来反映某机构未来某一特定期间的有关现金收支、资金需求、资金融通、业务收入、成本及财务状况和经营成果等方面的详细计划。

10.100　流动资产　current assets
可以在一年内或一个营业周期内变现或者运用的资产。

10.101　固定资产　fixed assets
为生产商品提供劳务、出租或经营管理而持有的,使用寿命超过一个会计年度的有形资产。

10.102　资金筹集　fund raising
向外部有关单位、个人或从机构内部筹集资金的一种财务活动。

10.103　长期资金　long-term capital
占用期限在一年或一个营业周期以上的资金。

10.104　专用基金　special fund
按照规定提取的或设置的有专门用途的资金。

10.105　修购基金　purchasing and repairing fund
按固定资产账面价值的一定比率提取,用于

固定资产的更新和大型修缮的资金。

10.106　职工福利基金　employee welfare fund
按规定提取的或结余分配形成的，用于职工福利的资金。

10.107　医疗收入　medical income
开展医疗服务活动时向患者收取(或由医疗保险支付)的各项费用。

10.108　药品收入　medicine income
医疗服务过程中，为患者提供药品时所取得的收入。

10.109　总成本核算　total cost accounting
对所有成本费用按费用要素进行归集、分配、计算总成本的过程。

10.110　诊次成本　cost accounting per visit
为就诊者提供一次完整的门诊服务所耗费的平均成本。

10.111　成本控制　cost control
对成本形成过程的一切耗费，进行严格的计算、调节和监督，及时揭示偏差，并采取有效措施加以纠正，使成本被限制在预定的目标范围之内的过程。

10.112　固定成本　fixed cost
成本总额在一定的时期和一定业务范围内，不受服务量增减变动的影响而固定不变的成本。

10.113　可变成本　variable cost
成本总额与服务量的总数成正比例增减变动的成本。

10.114　混合成本　mixed cost
同时具有固定成本和变动成本的特点，包含部分固定成本和部分变动成本的成本。

10.115　机会成本　opportunity cost
将一项资源用于某一项目或方案时由于其他项目或方案不可能再使用这些资源，由此付出的代价及带来的损失。

10.116　边际成本　marginal cost
在原服务量的基础上再增加(或减少)一个单位的服务量所增加(或减少)的成本。

10.117　短缺成本　shortage cost
因缺乏必要的货币资金，不能应付业务开支所需，而为此付出的代价。

10.118　保险　insurance
通过保险人与被保险人(即投保人)签订保险合同，或依据有关法令收取保险费，建立保险基金，对风险所造成的意外损失，给予经济补偿的制度和方法。

10.119　社会保险　social insurance
通过国家立法，由劳动者(雇员)、劳动者单位(雇主)、国家三方面共同筹资，在劳动者及其直系亲属遇到年老、疾病、工伤、失业、死亡等风险时给予物质帮助的一种制度。

10.120　社会医疗保险　social medical insurance
社会劳动者乃至全体公民因疾病需要治疗时，根据有关法律的规定从国家或社会获得应有的医疗服务，对造成的经济损失及医疗费用给予可能的补偿的一种社会保险制度。

10.121　国家医疗保险　national medical insurance
政府通过税收等方式筹集医疗保险基金，通过财政预算支付国民卫生服务费用的制度。实质上是一种医疗福利制度或全民公费医疗制度。

10.122　商业保险　commercial insurance
又称"自愿保险"。按照市场法则，把保险作为一种商品在市场上自由买卖的行为。

10.123　储蓄医疗保险　saving medical insurance
将个人储蓄与社会医疗保险相结合的医疗保险模式。

10.124　需方控制　demander control
通过增加消费者的自付费用或减少费用报销比例，以增加需方的费用意识和限制不必要的需求的过程。

10.125　城镇职工基本医疗保险　urban workers' basic medical insurance
国家根据财政能力、事业单位和职工个人的承受能力而建立的保障职工基本医疗的社会保险制度。

10.126　城镇居民基本医疗保险　urban residents' basic medical insurance
由政府和个人共同筹资、主要解决城镇参保居民的住院和门诊大病医疗支出费用的医疗保险制度。

10.127　新型农村合作医疗制度　new rural cooperative medical system
由政府组织、引导、支持，个人、集体和政府多方筹资，以大病统筹为主的农民互助共济的医疗保障制度。

10.128　国家基本药物目录　national list of essential drugs
我国根据世界卫生组织的建议制定了适于本国推广的基本药物名单。基本药物是那些满足大部分群众的卫生保健需要，在任何时候均有足够的数量和适宜的剂型供应，其药品价格是个人和社区能够承受得起的。

10.129　目标支付法　target payment
当提供的服务达到规定目标时，才给予费用补偿的方法。如规定宫颈细胞学检查率达到80%、儿童计划免疫率达到90%时给予费用补偿。

10.130　按服务项目支付　fee for service
医疗保险机构或患者根据医疗服务提供方提供的医疗服务项目和数量、每个服务项目的价格向医疗机构提供补偿或交费的方式。

10.131　按病种付费　diagnosis related groups, DRGs
基于疾病分类方法，将疾病按诊断分为若干组，每组又根据疾病轻重程度及有无合并症划分出不同级别，医疗保险机构根据每一组的不同级别事先规定的价格向医疗机构一次性支付的付费方式。其支付单元是病种。

10.132　按人头付费　capitation
根据合同规定的时间(年、季度或月)，由保险机构依据医疗服务提供者服务的人口数和规定的人均定额标准，预先向服务提供者支付的固定费用。许多国家对全科医疗服务多采用这种预付方法。

10.133　共付法　co-payment
就我国某一卫生保健体系选定的服务项目而言，其超过国家健康保险或私人保险规定的支付限额的部分费用，由个人分担的支付办法。在另一些国家，共付法是指被保险人和保险人按照事先约定的比例共同支付医疗保险费用。

10.134　总额预付　globe budget
一种由医疗保险机构和医疗机构根据实际情况预先共同商定的某一医疗机构的年度总预算。该方法规定了医疗机构必须达到的服务目标，是将服务捆绑起来的一揽子服务的提供与付费。

英 汉 索 引

A

abdominal breathing training　腹式呼吸训练　05.130

abdominal pain　腹痛　02.017

abdominal tenderness　腹部压痛　02.054

abortion　流产　02.249

absence seizure　失神发作　02.290

abulia　意志缺失　02.309

accessible care　可及性照顾　01.051

accessory examination　辅助检查　04.066

accidental sampling　偶遇抽样，＊便利抽样，＊自然抽样　06.111

accommodative myopia　＊调节性近视　02.263

acquired immunodeficiency syndrome　艾滋病，＊获得性免疫缺陷综合征　02.098

acropachy　杵状指　02.060，杵状趾　02.061

action stage　行动阶段　09.042

active development　主动发展　09.011

active exercise　主动运动　05.115

active position　主动体位　07.024

active range of motion　主动活动范围　05.060

activity　活动　05.048

activity analysis　活动分析　05.090

acute bronchitis　急性支气管炎　02.111

acute cholecystitis　急性胆囊炎　02.160

acute coronary syndrome　急性冠脉综合征　02.131

acute disease　急性疾病　04.073

acute gastritis　急性胃炎　02.150

acute myocardial infarction　急性心肌梗死　02.133

acute pancreatitis　急性胰腺炎　02.155

acute physiology and chronic health evaluation-II score　急性生理和慢性健康状况 II 评分　03.067

acute upper respiratory infection　急性上呼吸道感染　02.108

addiction behavior　成瘾行为　09.113

ADHD　注意缺陷障碍[伴多动]　02.255

ad hoc team　特定团队　01.030

administration　给药　07.110

admittance system of sanitary technique　卫生技术准入制度　10.023

adolescence　青春期，＊青春发育期　08.028

adolescent growth delay　＊青春期性发育延迟　08.100

adolescent health care　青春期保健　08.029

ADR　药物不良反应　02.287

advanced life support　加强生命支持　03.009

adverse drug reaction　药物不良反应　02.287

adverse event incidence rate　不良事件发生率　06.187

adverse reaction　不良反应　04.103

AED　自动体外除颤器　03.026

aerobic training　有氧训练　05.124

affective disorder　情感障碍　02.314

affective response　情感反应　08.020

age-adjusted death rate　年龄别死亡率，＊年龄组死亡率　06.165

age-standardized death rate　年龄标化死亡率　06.166

agnosia　失认症　05.096

agonist　原动肌　05.043

agraphia　失写症　05.106

agrypnia　失眠　02.033

AIDS　艾滋病，＊获得性免疫缺陷综合征　02.098

AIDS patient　艾滋病患者　02.100

AIDS-related syndrome　艾滋病相关综合征　02.101

AIDS social work　艾滋病社会工作　01.094

airway foreign body　气道异物　03.060

akathisia　静坐不能　02.312

alcohol addiction　酒精成瘾　02.316

alcohol sponge bath　酒精擦浴　07.134

alexia　失读症　05.105

allergic rhinitis　变应性鼻炎　02.274

amblyopia　弱视　02.265

ambulance　急救车　03.051

ambulation training　步行训练　05.136

ambulation training with walking aides 辅助步行训练 05.137

ambulatory service 门诊服务 04.014

analysis of risk characteristic 危险度特征分析 08.007

analytical study 分析性研究 06.069

angina pectoris 心绞痛 02.132

angle of observation ＊观察角 08.106

ankle clonus test 踝阵挛试验 05.059

ankylosing spondylitis 强直性脊柱炎 02.219

antagonist 拮抗肌 05.044

antenatal care 产前照顾 04.030，产前保健 08.036

anthropometry 人体测量 08.008

antioxidant nutrient 抗氧化营养素 08.151

anti-spastic position 抗痉挛位 05.063

anxiety neurosis 焦虑症，＊焦虑性神经症 02.297

APACHE-II score 急性生理和慢性健康状况Ⅱ评分 03.067

aphasia 失语症 05.102

appointment system 预约系统 04.015

appropriate technology for community health service 社区卫生服务适宜技术 01.054

apraxia 失用症 05.097

arithmetic mean 算术平均数 06.125

arthropod transmission 节肢动物传播 06.030

artificial abortion ＊人工流产 02.249

artificial active immunization 人工主动免疫接种 06.037

artificial feeding 人工喂养 08.071

artificial passive immunization 人工被动免疫接种 06.038

artificial respiration 人工呼吸 03.016

arts and crafts therapy ＊工艺疗法 05.018

ASDR 年龄标化死亡率 06.166

aseptic technique 无菌技术 07.067

asphyxia 窒息 03.059

aspiration of sputum 吸痰法 07.079

assessment of growth and development 发育评价 08.110

assistant exercise 助力运动 05.114

associated movement 联合运动，＊共同运动 05.168

associated reaction 联合反应 05.167

ataxic gait 共济失调步态 05.088

atherosclerosis 动脉粥样硬化 02.129

athiaminosis 硫胺素缺乏症 02.202

atonic seizure 失张力发作 02.291

atrial fibrillation and atrial flutter 心房颤动与心房扑动 02.138

atrioventricular block 房室传导阻滞 02.137

attack rate 罹患率 06.153

attending physician 主治医师 01.024

attention deficit hyperactivity disorder 注意缺陷障碍[伴多动] 02.255

attitude 态度 09.090

attitude toward behavior 对行为的态度 09.030

audience 受众 09.071

automated external defibrillator 自动体外除颤器 03.026

average 平均数 06.124

aversive therapy 厌恶疗法 09.054

avitaminosis 维生素缺乏症 02.198

B

bacillary dysentery 细菌性痢疾，＊菌痢 02.075

back massage 背部按摩 07.043

BADL 基础性日常生活活动 05.092

bag valve mask 球囊面罩 03.045

balance board 平衡板 05.197

balanced diet 平衡膳食 08.143

balance function 平衡功能 05.064

balance sheet 资产负债表 10.088

balance training 平衡训练 05.134

bandage 绷带 03.038

bar chart 条形图 06.143

barefoot doctor 赤脚医生 01.020

barrel chest 桶状胸 02.050

baseline information 基线资料 06.065

basic activities of daily living 基础性日常生活活动 05.092

basic diet 基本饮食 07.083

basic life support 基础生命支持 03.008

bed bath 床上擦浴 07.042

bed occupancy 病床利用率 06.190

ed-sore　*褥疮　07.050

behavioral belief　行为信念　09.031

behavioral competence　行为能力　08.022

behavioral epidemiology　行为流行病学　06.005

behavioral objective　行为目标　09.093

behavior disorder　行为障碍　02.300

behavior intervention　行为干预　09.051

behavior modification　行为矫正　09.052

behavior of seeking medical care　就医行为　01.062

behavior therapy　行为疗法　05.011

belief　信念　09.089

bicycle trainer　踏步器　05.192

biofeedback therapy　生物反馈疗法　05.157

biological death　生物学死亡　03.005

biphasic waveform defibrillator　双相波形除颤器　03.025

birth control　节育　08.061

birth control period　节育期　08.059

bladder training　膀胱训练　05.161

bladder washout method　膀胱冲洗法　07.105

blind enema　肛管排气法　07.109

blood culture specimen　血培养标本　07.152

blood gas analysis　血气分析　07.153

blood pressure　血压　02.042

BMI　体重指数，*体质量指数　02.192

body mass index　体重指数，*体质量指数　02.192

body temperature　体温　02.040

boiling disinfection　煮沸消毒法　07.055

bone age　骨龄，*骨骼年龄　08.117

bowel training　排便训练　05.163

brain death　脑死亡　03.003

brainstorming method　头脑风暴法　09.095

breast carcinoma　乳腺癌　02.228

breast feeding　母乳喂养　08.070

breathing training　呼吸训练　05.126

bronchial asthma　支气管哮喘　02.113

bronchiectasis　支气管扩张[症]　02.114

Brugsch index　布鲁格施指数　08.116

budget　预算　10.099

burning disinfection　燃烧消毒法　07.054

burn rehabilitation　烧伤康复　05.172

C

cancer rehabilitation　癌症康复　05.173

capitation　按人头付费　10.132

carcinoma of bladder　膀胱癌　02.211

carcinoma of endometrium　子宫内膜癌，*宫体癌　02.239

carcinoma of prostate　前列腺癌　02.212

carcinoma of thyroid　甲状腺癌　02.226

cardiac arrest　心脏停搏　03.015

cardiac compression　心脏按压　03.017

cardiac insufficiency　心功能不全　02.142

cardiac murmur　心脏杂音　02.052

cardiac pump theory　心泵学说　03.019

cardiomyopathy　心肌病　02.126

cardiopalmus　心悸　02.008

cardiopulmonary resuscitation　心肺复苏　03.007

cardiopulmonary resuscitator　心肺复苏机　03.027

carrier　病原携带者　06.020

case conference　病例讨论　04.050

case-control study　病例对照研究　06.070

case discussion　病例讨论　04.050

case fatality rate　某病病死率　06.167

case finding　病例发现　04.119

case management　个案管理　04.106

case work　个案工作　01.088

cash rate　现金比率　10.091

cataract　白内障　02.258

categorical variable　分类变量　06.095

cause of death cis-position　死因顺位　06.170

cause-specific death rate　死因别死亡率，*某病死亡率　06.168

CBR　社区康复　05.002

CDC　疾病预防控制中心　06.089

census　普查　06.103

Center for Disease Control and Prevention　疾病预防控制中心　06.089

central obesity　向心性肥胖，*中心性肥胖　02.193

central vein　中央静脉　03.021

cerebral trauma　脑外伤　03.062

cerebrovascular accident　*脑血管意外　02.288

cervical spondylosis　颈椎病　02.221

cervical traction 颈椎牵引 05.145

CHAC 中国社区卫生协会 01.100

chalazion 睑板腺囊肿，*霰粒肿 02.261

CHD 冠状动脉粥样硬化性心脏病，*冠心病 02.130

chemical cold pack 化学制冷袋 07.132

chemical disinfection and sterilization 化学消毒灭菌法 07.061

chemical hot pack 化学加热袋 07.137

chemoprophylaxis 化学预防 04.115

chest pain 胸痛 02.007

chest percusion 胸部叩击法 07.077

chest-stature index *身高胸围指数 08.116

chief complaint 主诉 04.059

child behavior 儿童行为 08.118

child mortality rate under age five 五岁以下儿童死亡率 06.173

Chinese Association of General Practitioners, Chinese Medical Doctor Association 中国医师协会全科医师分会 01.099

Chinese Society of General Practice, Chinese Medical Association 中华医学会全科医学分会 01.098

chin lift 抬头举颏法 03.013

cholelithiasis 胆石症 02.162

cholera 霍乱 02.074

chronic bronchitis 慢性支气管炎 02.112

chronic cervicitis 慢性宫颈炎 02.233

chronic cholecystitis 慢性胆囊炎 02.161

chronic disease 慢性疾病 04.075

chronic gastritis 慢性胃炎 02.151

chronic obstructive pulmonary disease 慢性阻塞性肺疾病 02.116

chronic pancreatitis 慢性胰腺炎 02.156

chronic renal failure 慢性肾功能衰竭 02.209

CIP *社区干预项目 06.074

CIR 累积发病率 06.154

cirrhosis of liver 肝硬化 02.158

classification of chronic disease 慢性疾病类别 04.076

cleaning 清洁 07.051

climacteric care 更年期保健 08.065

climacteric period 更年期 08.064

climacteric syndrome 更年期综合征 08.066

clinical audit 临床审计 04.097

clinical blood pressure 诊室血压 02.146

clinical death 临床死亡 03.004

clinical decision analysis 临床决策分析 04.078

clinical flow 临床流程 04.096

clinical governance 临床监控 04.092

clinical log 临床日志 04.043

clinical nutrition 临床营养 08.136

clinical outcome 临床结局 04.111

clinical pathway 临床路径 04.098

clinical practice guideline 临床实践指南 04.099

clinical prevention 临床预防 04.113

clinical protocol 临床方案 04.079

clinical thinking 临床思维 04.045

clinical trial 临床试验 06.073

close chest cardiac massage 闭胸心脏按压 03.018

closed injury 闭合[性损]伤 03.032

close-ended question 封闭式问题 04.057

cluster sampling 整群抽样 06.109

cognition 认知 09.020

cognitive disorder 认知障碍 05.095

cognitive therapy 认知疗法 05.010

cohort study 队列研究 06.071

cold therapy 冷疗法 05.150

collateral referral 并行式转诊 04.087

collection of data 资料收集 06.118

colonic irrigation 结肠灌洗术 07.157

color discrimination *辨色力 08.094

colorectal carcinoma 大肠癌 02.154

color vision 色觉 08.094

colostrum 初乳 08.069

colposcopy 阴道镜检查 08.050

coma 昏迷 03.011

combined question 复合型问题 09.080

commercial insurance 商业保险，*自愿保险 10.122

common cold 感冒 02.064

communicable period 传染期 06.018

communication 交流 09.057

communication construction 传播结构 09.066

communication material pretest 传播材料预试验 09.081

communication model 传播模式 09.067

communicator 传播者 09.068

community 社区 01.005

community acquired pneumonia 社区获得性肺炎 02.109

community-based rehabilitation　社区康复　05.002

community care　社区护理　07.001

community doctor　社区医生　01.016

community first aid　社区急救，*院外急救　03.053

community health　社区卫生　01.006

Community Health Association of China　中国社区卫生协会　01.100

community health center　社区卫生服务中心　01.011

community health diagnosis　社区卫生诊断　01.008

community health education　社区健康教育　09.107

community health file　社区健康档案　01.081

community health information　社区卫生信息　10.068

community health promotion　社区健康促进　09.108

community health service　社区卫生服务　01.007

community health service information　社区卫生服务信息　10.067

community health service management　社区卫生服务管理　10.002

community health service quality　社区卫生服务质量　10.041

community health station　社区卫生服务站　01.012

community intervention program　*社区干预项目　06.074

community nurse　社区护士　01.026

community participation　社区参与　01.010

community trial　社区试验　06.074

compatibility　相容性　09.046

complete urinary incontinence　完全性尿失禁　07.102

complexity　复杂性　09.047

compliance　顺应性　01.063

compliance behavior　遵医行为　09.019

component transfusion　成分输血　07.129

comprehensive care　综合性照顾　01.047

concentric contraction　向心收缩　05.120

concomitant disinfection　随时消毒　06.045

congenital cardiovascular disease　先天性心血管病，*先心病　02.134

congenital immunodeficiency disease　先天性免疫缺陷病　02.102

conjunctivitis　结膜炎　02.257

consciousness　意识　02.035

consciousness disorder　意识障碍　02.036

consolidation and development　巩固发展　09.013

constipation　便秘　02.019

constituent ratio of disability　残疾构成比　06.161

consultancy approach　咨询顾问方法　10.011

consultation　应诊　04.016

contact dermatitis　接触性皮炎　02.282

contact relation　契约关系　09.073

contact transmission　接触传播　06.025

contemplation stage　打算阶段　09.040

continued fever　稽留热　07.070

continuity of care　连续性照顾　01.049

continuous quality improvement　持续质量改进　10.050

continuous traction　持续牵引　05.149

contraception　避孕　08.062

contraception counseling　避孕咨询　08.063

control belief　控制信念　09.035

control function　控制职能　10.007

control population　对照人群　06.056

control rate of blood glucose in managed crowd　管理人群血糖控制率　06.199

control rate of hypertension in managed crowd　管理人群高血压控制率　06.198

convulsion　抽搐　02.034

coordinated care　协调性照顾　01.050

coordination dysfunction　协调运动障碍　05.068

coordination function　协调功能　05.065

coordination training　协调训练　05.135

co-payment　共付法　10.133

COPD　慢性阻塞性肺疾病　02.116

core team　核心型团队　01.028

coronary atherosclerotic heart disease　冠状动脉粥样硬化性心脏病，*冠心病　02.130

cor pulmonale　肺源性心脏病　02.135

correlation　相关　06.134

cost accounting per visit　诊次成本　10.110

cost-benefit analysis　成本-效益分析　10.081

cost control　成本控制　10.111

cost-effectiveness analysis　成本-效果分析　10.082

cost minimization analysis　最小成本分析　10.084

cost-utility analysis　成本-效用分析　10.083

cough　咳嗽　02.011

cough training　咳嗽训练　05.131

CPR　心肺复苏　03.007

craze　大流行　06.081

CRF　慢性肾功能衰竭　02.209

crisis intervention 危机干预 01.096

critical care 重症照顾 04.082

critical thinking 批判性思维 04.048

cross referral 跨越式转诊 04.088

cross-sectional study * 横断面调查 06.068

crude birth rate 粗出生率 06.162

crude death rate 粗死亡率 06.163

crutch 拐杖 05.200

cues to action 提示因素 09.029

cumulative incidence rate 累积发病率 06.154

cure rate 治愈率 06.178

current assets 流动资产 10.100

current assets turnover rate 流动资产周转率 10.094

current rate 流动比率 10.090

cyanosis 发绀 02.009

D

dark adaption 暗适应 08.152

data analysis 资料分析 06.120

deafness 耳聋 02.273

death 死亡 03.002

death certificate 死亡证明 04.105

defect of vertebral column 脊柱弯曲异常 08.107

defibrillator 除颤器 03.023

delayed puberty 青春期延迟 08.100

demander control 需方控制 10.124

dementia 痴呆 02.294

dengue fever 登革热 02.087

dental caries 龋齿 02.266

department of social service in hospital 医院社会服务部，* 医院社会工作部 01.014

dependence syndrome 依赖综合征 09.116

depression 抑郁[症] 02.298

dermatitis medicamentosa * 药物性皮炎 02.284

dermatophytosis 皮肤癣菌病 02.280

descriptive epidemiology * 描述流行病学 06.067

descriptive study 描述性研究 06.067

desensitization therapy 脱敏疗法 09.053

developmental age 发育年龄 08.112

development investigation 发育调查 08.111

development standard 发育标准 08.108

diabetes mellitus 糖尿病 02.176

diabetic coma 糖尿病昏迷 03.065

diabetic foot 糖尿病足 02.190

diabetic ketoacidosis 糖尿病酮症酸中毒 02.188

diabetic retinopathy 糖尿病性视网膜病变 02.191

diagnosis 诊断 04.067

diagnosis category 诊断类别 04.071

diagnosis clustering 诊断聚类 04.070

diagnosis criteria 诊断标准 04.068

diagnosis index 诊断索引 04.069

diagnosis related groups 按病种付费 10.131

Diagnostic and Statistical Manual of Mental Disorder for Primary Care 基层医疗保健精神病症诊断与统计手册 04.037

diarrhea 腹泻 02.018

diastolic pressure 舒张压 02.045

dietary pattern 膳食结构，* 食物结构 08.137

dietary supplement 辅食 08.073

dietary therapy 膳食治疗 08.141

differential diagnosis 鉴别诊断 04.072

difficulty of learning 学习困难 08.134

digital examination of rectum 直肠指诊 02.059

diphtheria 白喉 02.084

direct contact transmission 直接接触传播 06.026

disability 残疾 05.038

disability rate 残疾率 06.160

disaccharide 二糖 02.195

disaster medicine 灾害医学 03.047

discharge summary 出院总结 04.094

disease 疾病 01.055

disease-centered care 以疾病为中心的服务 01.042

disease periodicity 疾病周期性 06.084

disease seasonal variation 疾病季节性 06.083

disinfection 消毒 06.042

disinfection of epidemic focus 疫源地消毒 06.044

disuse syndrome 废用综合征 05.100

DKA 糖尿病酮症酸中毒 02.188

DM 糖尿病 02.176

doctor-patient communication 医患沟通 01.065

doctor-patient relationship 医患关系 01.064

dorsal elevated position 头高足低位 07.036

dose-effect relationship 剂量–效应关系 06.087

dose-response relationship　剂量–反应关系　06.088

dressing　敷料　03.039

DRGs　按病种付费　10.131

drug eruption　药疹　02.284

drug prescription　药物处方　04.083

drug utilization review　药物利用评价　04.084

dry rale　*干啰音　02.053

DSM-PC　基层医疗保健精神病症诊断与统计手册　04.037

duck gait　*鸭步　05.087

duration of consultation　应诊持续时间　04.018

duration of photopic vision　明视持久度　08.096

dynamic balance　动态平衡　05.067

dynamic exercise　*动力性运动　05.119

dysacusis　听力减退　02.272

dysarthria　构音障碍，*构音困难　05.103

dysfunctional uterine bleeding　功能失调性子宫出血，*功能障碍性子宫出血　02.242

dyslipidemia　血脂异常　02.172

dysmenorrhea　痛经　02.240

dysphonia　发声障碍，*发声困难　05.104

dyspnea　呼吸困难　02.010

dysuria　尿痛　02.027

E

early pregnancy　孕早期，*早期妊娠　08.037

EBM　循证医学　04.112

eccentric contraction　离心收缩，*离心延伸　05.121

ectopic pregnancy　异位妊娠　08.041

eczema　湿疹　02.283

ED　勃起功能障碍　02.214

edema　水肿　02.004

educational objective　教育目标　09.092

educational rehabilitation　教育康复　05.021

effective cough　有效咳嗽法　07.076

effective rate　有效率　06.177

effleurage　按抚法　07.044

ego transmission　自我传播　09.061

elbow joint traction chair　肘关节牵引椅　05.187

electric defibrillation　电除颤　03.022

electrocardiogram exercise test　心电图运动试验　05.070

electromyographic biofeedback therapeutic apparatus　肌电生物反馈仪　05.182

electronic medical record　电子病历　04.044

electrotherapy　电疗法　05.152

elemental diet　要素饮食　07.097

elevation　*仰角　08.105

emaciation　消瘦　02.038

embrace reflex　拥抱反射　08.092

emergency center　急救中心　03.050

emergency department　急诊科　03.057

emergency medicine　急诊医学　03.001

emergency public health event　突发公共卫生事件　06.013

emergency staff　急救医助　03.054

emergency triage　急诊分诊　03.049

emerging infectious disease　新发传染病　06.010

empathy　移情　04.013

employee welfare fund　职工福利基金　10.106

empyema　脓胸　02.124

EMR　电子病历　04.044

enabling factor　促成因素　09.086

endemic disease　地方病　06.008

endemic fluorosis　地方性氟中毒　02.104

endemic typhus　地方性斑疹伤寒　02.080

endocrine dyscrasia　内分泌失调　02.167

endogenous infection　内源性感染，*自身感染　06.048

endometrial carcinoma　子宫内膜癌，*宫体癌　02.239

endometriosis　子宫内膜异位症　02.235

enema therapy　灌肠疗法　07.107

energy conservation technique　能量保存技术　05.132

enpowerment　赋权　09.004

enterostomy　肠造口术　07.154

enumeration data　计数资料　06.102

enuresis　遗尿　08.133

environmental adaptation　环境改造　05.041

environmental pollution　环境污染　06.085

epidemic　流行　06.080

epidemic area　*疫区　06.022

epidemic cerebrospinal meningitis　流行性脑脊髓膜炎，*流脑　02.085

epidemic encephalitis type B　流行性乙型脑炎，*乙脑　02.089

epidemic focus　疫源地　06.022

epidemic parotitis　流行性腮腺炎　02.078

epidemic spot　*疫点　06.022

epidemic typhus　流行性斑疹伤寒　02.079

epidemiology　流行病学　06.002

epilepsy　癫痫，*癫痫　02.289

equity in health service　卫生服务公平性　01.052

erectile dysfunction　勃起功能障碍　02.214

ergometer　功率车　05.191

error　误差　06.114

error of random measurement　随机测量误差　06.116

eruption　皮疹　02.006

esophageal carcinoma　食管癌　02.147

essential element　必需元素　08.144

essential hypertension　原发性高血压，*高血压病　02.143

eugenics　优生　08.024

evaluation of behavior outcome　行为结果评价　09.032

evaluation of daily living activity　日常生活活动能力评定　05.089

evidence-based decision making in health care　循证卫生决策　06.007

evidence-based guideline　循证临床指南　04.100

evidence-based health management　循证卫生管理　10.012

evidence-based medicine　循证医学　04.112

excitatory state　兴奋状态　02.301

exercise induced by electrical stimulation　电刺激运动　05.112

exercise intensity　运动强度　05.109

exercise prescription　运动处方　05.108

exercise training　运动训练　05.107

exogenous infection　外源性感染　06.049

expansion team　扩充型团队　01.029

expectant height　身高预测　08.114

explicit quality　显性质量　10.047

exposure　暴露　06.054

exposure population　暴露人群　06.055

extensional movement　伸展运动　08.153

external control　外对照　06.058

external quality control　外部质控　09.097

extrapyramidal reaction　锥体外系反应　02.311

extrasystole　期前收缩，*过早搏动，*早搏　02.139

eye exercise　眼保健操　08.098

F

false negative rate　假阴性率　06.185

false positive rate　假阳性率　06.186

family care　家庭照顾　01.072

family doctor　*家庭医生　01.017

family function　家庭功能　01.071

family genogram　家系图　01.069

family health file　家庭健康档案　01.080

family health information　家庭健康信息　10.069

family history　家族史　04.011

family life cycle　家庭生活周期　01.073

family medicine　*家庭医学　01.001

family physician　*家庭医师　01.017

family planning　计划生育　02.246

family practice　*家庭医疗　01.002

family rehabilitation training　家庭康复训练　05.004

family role　家庭角色　01.068

family structure　家庭结构　01.067

family tree　家系图　01.069

fasting blood glucose　空腹血糖　02.179

fatigue　疲劳　08.011

FC　热性惊厥　02.292

febrile convulsion　热性惊厥　02.292

fecal culture specimen　粪便培养标本　07.145

fecal incontinence　排便失禁　07.106

feedback　反馈　09.074

fee for service　按服务项目支付　10.130

fetal health care　胎儿保健　08.074

fetal monitoring　胎儿监护　08.042

fetal movement　胎动　08.040

fever　发热　02.001

fever type　热型　07.069

fibrocystic breast disease　纤维囊性乳腺病　02.229

field trial　现场试验　06.066

financial management　财务管理　10.086

financial statement 财务报表 10.087

finger-pinching massage 指捏法 07.046

first-aid kit 急救箱 03.056

first contact doctor 首诊医生 01.022

first contact service 首诊服务 01.035

first witness 第一目击者 03.055

"five-star" doctor 五星级医生 01.019

fixed assets 固定资产 10.101

fixed assets growth rate 固定资产增长率 10.096

fixed cost 固定成本 10.112

flatulence 气胀 07.108

follow-up visit 随访 04.121

fontanelle 囟门 08.083

food allergy 食物过敏 08.150

food-borne transmission 经食物传播 06.029

food exchange 食品交换份 02.197

food fiber 食物纤维 08.146

food intolerance 食物不耐受 08.149

food poisoning 食物中毒 02.072

formative period 形成阶段 09.115

fracture 骨折 02.220

fragmentation of thinking 思维破裂 02.308

frame for suspension and traction 功能牵引网架 05.195

frequency 频数 06.121

frequent micturition 尿频 02.025

fumigation disinfection 熏蒸消毒法 07.063

functional development 功能发育 08.125

functional electric stimulation 功能性电刺激 05.158

functional nursing 功能制护理 07.004

functional position 功能位 05.062

functional symptom 功能性症状 04.061

fund raising 资金筹集 10.102

G

gait 步态 05.077

gait analysis 步态分析 05.078

gait cycle 步行周期 05.080

gastric carcinoma 胃癌 02.152

gatekeeper for health 健康守门人 01.023

general fertility rate 总生育率 06.203

general practice 全科医学 01.001，全科医疗 01.002

general practice department in hospital 医院全科医疗科 01.013

general practitioner 全科医师 01.017

genetic counselling 遗传咨询 04.117

genetic epidemiology 遗传流行病学 06.003

geometric mean 几何平均数 06.126

geriatric assessment 老年学评定 04.026

geriatric day care 老年人日间照顾服务 04.027

geriatric medicine 老年医学 04.025

Gesell developmental schedule 格塞尔发育量表 08.120

gestational age 孕龄 08.053

gingivitis [牙]龈炎 02.269

Glasgow coma score 格拉斯哥昏迷评分 03.066

glaucoma 青光眼 02.259

globe budget 总额预付 10.134

glomerulonephritis 肾小球肾炎 02.208

gluteus maximus gait 臀大肌步态 05.086

gluteus medius gait 臀中肌步态 05.087

glycosylated hemoglobin 糖化血红蛋白 02.185

GN 肾小球肾炎 02.208

goal of medicine 医学目的 01.044

goose gait ＊鹅步 05.086

gout 痛风 02.206

GP 全科医师 01.017

graded exercise test 分级运动试验 05.071

grasp reflex 握持反射 08.091

gross hematuria ＊肉眼血尿 02.022

gross population 人口总数 06.200

group communication 群体传播 09.062

group dynamics 群体动力学 09.037

group injury incident 群体伤害事件 03.048

group work 群体工作 01.089

growth and development 生长发育 08.124

growth and development deviation 生长发育偏离 02.251

growth rate of business income 业务收入增长率 10.097

growth rate of net income per-capita 人均纯收益增长率 10.098

growth retardation 发育迟缓 08.131

growth survey 发育调查 08.111

guide for patient 导医 07.023

H

hand dynamometer 握力计 05.190

handicapped child 残障儿童 08.128

HbA1c 糖化血红蛋白 02.185

headache 头痛 02.029

head circumference 头围 08.077

health 健康 01.038

health administrative law and regulation 卫生行政法规 10.016

health administrative rule 卫生行政规章 10.017

health belief model 健康信念模式 09.022

health care 卫生保健 01.003

health care need 卫生服务需要 01.082

health communication 健康传播 09.065

health counselling 健康咨询 04.116

health education 健康教育 09.001

health examination 健康体检 08.002

health expenditure 卫生费用 10.085

health file 健康档案 01.078

health guidance 健康指导 08.003

health indicator 健康指标 04.108

health information 健康信息 09.069

health information of resident 居民健康信息 10.070

health inspection 健康体检 08.002

health law 卫生法律 10.015

health management 健康管理 08.001

health management rate of diabetic patient 糖尿病患者健康管理率 06.196

health management rate of hypertensive patient 高血压患者健康管理率 06.194

health management rate of patient with chronic disease 慢性病患者健康管理率 06.193

health objective 健康目标 09.094

health policy 卫生政策 10.013

health problem 健康问题 01.039

health profile 健康概况 04.109

health-promoted behavior 促进健康行为 09.015

health promoting school 健康促进学校 09.101

health promotion 健康促进 09.002

health propaganda 卫生宣传 09.005

health-related behavior 健康相关行为 09.014

health-related quality of life 健康相关生活质量 01.040

health resources-risk balance model 健康资源–风险平衡模式 04.110

health risk factor assessment 健康危险因素评估 08.004

health risk factor intervention 健康危险因素干预 08.005

health-risky behavior 危害健康行为 09.016

health-seeking behavior 求医行为 09.018

health service appropriateness 卫生服务适宜性 01.053

health service demand 卫生服务需求 01.083

health standard 卫生标准 10.018

health status evaluation scale 健康状况评价量表 04.122

health surveillance 健康监护 06.050

health technological operation rule 卫生技术操作规程 10.020

health technological specification 卫生技术规范 10.019

healthy aging 健康老龄化 08.155

hearing loss 听力减退 02.272

hearing screening 听力筛查 08.099

heart failure 心力衰竭，* 心衰 03.041

heart massage 心脏按压 03.017

heart murmur 心脏杂音 02.052

heart sound 心音 02.051

heating disinfection and sterilization 热力消毒灭菌法 07.053

heat therapy 热疗法 05.151

height for age 年龄别身高 08.123

hematemesis 呕血 02.015

hematochezia 便血 02.016

hematuria 血尿 02.022

hemiplegic gait 偏瘫步态 05.083

hemolytic reaction 溶血反应 07.131

hemoptysis 咯血 02.012

hemorrhoid　痔　02.231

hemostasis　止血　03.034

hemothorax　血胸　03.061

hepatitis A　甲型肝炎　02.067

hepatitis B　乙型肝炎　02.068

hepatitis C　丙型肝炎　02.069

hepatitis D　丁型肝炎　02.070

hepatitis E　戊型肝炎　02.071

herd immunity　群体免疫力　06.034

herd susceptibility　人群易感性　06.033

herpes zoster　带状疱疹　02.281

high calorie diet　高热量饮食　07.089

high protein diet　高蛋白饮食　07.091

high risk pregnancy　高危妊娠　02.248

hip circumference　臀围　08.078

histogram　直方图　06.147

history of blood transfusion　输血史　04.010

history of disease　疾病史　04.007

history of injury　外伤史　04.009

history taking　病史采集　04.053

HIV　人类免疫缺陷病毒，* 艾滋病病毒　02.097

HIV infector　人类免疫缺陷病毒感染者　02.099

holergasia　重性精神病　02.295

holistic nursing　整体护理　07.002

home care　居家照顾　04.028，居家护理　07.021

home violence　家庭暴力　01.075

home visit　家庭访视　01.074

home visit for assessment　评估性家庭访视　07.017

home visit for continuing care　连续性家庭访视　07.020

home visit for emergency care　急诊性家庭访视　07.018

home visit for nursing　护理性家庭访视　07.016

home visit for preventive care　预防性家庭访视　07.019

homogeneity　同质性　06.096

hordeolum　睑腺炎，* 麦粒肿　02.260

horizontal visual angel　水平视角　08.106

hospice care　临终关怀　01.033

hospital acquired pneumonia　医院获得性肺炎　02.110

hospital day　住院天数　04.093

hospital health education　医院健康教育　09.109

hospital health promotion　医院健康促进　09.110

hospital social work　医院社会工作　01.095

host　宿主　06.024

hot compress　热敷　07.136

hot lamp　烤灯　07.135

24-hour sputum specimen　24 小时痰标本　07.148

12-hour urine specimen　12 小时尿标本　07.140

24-hour urine specimen　24 小时尿标本　07.141

HRQL　健康相关生活质量　01.040

human's behavior　人的行为　09.009

human immunodeficiency virus　人类免疫缺陷病毒，* 艾滋病病毒　02.097

hyperacusis　听力减退　02.272

hypercholesterolemia　高胆固醇血症　02.173

hyperinsulinism　高胰岛素血症　02.186

hypermyotonia　肌张力过高　05.054

hyperopia　远视[眼]　02.264

hyperosmolar hyperglycemic state　高渗性高血糖状态　02.189

hyperplasia of prostate　前列腺增生，* 前列腺良性肥大　02.213

hyperspasmia　抽搐　02.034

hypertension　高血压　02.141

hyperthyroidism　甲状腺功能亢进，* 甲亢　02.169

hypertonia　肌张力过高　05.054

hypertonic pneumothorax　高张性气胸　02.121

hypertriglyceridemia　高三酰甘油血症　02.174

hyperuricemia　高尿酸血症　02.205

hypoglycemia　低血糖症　02.187

hypomyotonia　肌张力低下　05.056

hypothesis testing　假设检验，* 显著性检验　06.132

hypothyroidism　甲状腺功能减退，* 甲减　02.168

hypovitaminosis　维生素缺乏症　02.198

hysteria　癔症，* 歇斯底里　02.299

hysteroscopy　宫腔镜检查　08.051

I

IADL　工具性日常生活活动　05.091

iatrogenic disease　医源性疾病　04.104

IBR　专业机构康复　05.003

ICD　国际疾病分类　04.033

ICF　国际功能、残疾和健康分类　04.034

ICPC　基层医疗保健国际分类　04.035

IC-Process-PC 基层医疗保健过程国际分类 04.036

IDD 碘缺乏病 02.106

identification number 身份识别码 04.038

ideological education approach 思想教育方法 10.010

idiopathic thrombocytopenic purpura 特发性血小板减少性紫癜 02.166

idiosyncratic reaction 特异质反应 02.286

IFG 空腹血糖受损 02.183

IGT 糖耐量减低 02.184

illegible feedback 模糊性反馈 09.077

illness behavior 病患行为 01.061

immersion disinfection 浸泡消毒法 07.062

immobilization 固定 03.036

immunization program 免疫规划 06.035

immunization rate of infant 一岁儿童免疫接种率 06.176

impaired fasting glucose 空腹血糖受损 02.183

impaired glucose tolerance 糖耐量减低 02.184

implantable cardioverter defibrillator 植入型心律转复除颤器 03.028

implicit quality 隐性质量 10.048

IMR 婴儿死亡率 06.172

inactivated vaccine 灭活疫苗 06.040

incidence rate 发病率 06.152

income profit rate 收入收益率 10.092

increased intracranial pressure 颅内压增高 03.064

incubation period 潜伏期 06.019

independent development 自主发展 09.012

in-depth interview 深入访谈 09.083

index of effectiveness 效果指数 06.180

indicator 指标 04.107

indirect contact transmission 间接接触传播 06.027

individual trial 个体试验 06.075

induced menopause 人工绝经 02.244

induction period 诱导阶段 09.114

infantile atrophy inanition athrepsia *婴儿萎缩症 08.130

infantile diarrhea 婴儿腹泻 02.253

infantile pneumonia 小儿肺炎 02.254

infant massage *婴儿按摩 08.093

infant mortality rate 婴儿死亡率 06.172

infant touch 婴儿抚触 08.093

infection rate 感染率 06.159

infectious diarrhea 感染性腹泻 02.073

infectious disease 传染性疾病，*传染病 06.009

infectious disease epidemiology 传染病流行病学 06.004

infectious process 传染过程 06.023

inference 推论 04.049

influenza 流行性感冒 02.065

informal health service 非正规卫生服务 01.036

information feedback 信息反馈 10.073

information management system of community health service 社区卫生服务信息管理系统 10.071

information retrieval 信息检索 10.072

infrared therapeutic apparatus 红外线治疗仪 05.181

infusion particle 输液微粒 07.127

inguinal hernia 腹股沟疝 02.230

inhalat administration 吸入给药 07.123

inhibitory state 抑制状态 02.302

initiative care 主动性照顾 01.048

injection 注射 07.118

inquiry 问诊 04.055

insomnia 失眠 02.033

institute-based rehabilitation 专业机构康复 05.003

Institute of Public Health Supervision 卫生监督所 06.090

instrumental activities of daily living 工具性日常生活活动 05.091

insulin-dependent diabetes mellitus 胰岛素依赖型糖尿病 02.177

insurance 保险 10.118

integrated health service 一体化卫生服务 01.037

intelligence quotient 智商，*智力商数 08.127

intermittent fever 间歇热 07.072

intermittent traction 间断牵引 05.148

internal control 内对照 06.057

internal quality control 内部质控 09.096

International Classification of Diseases 国际疾病分类 04.033

International Classification of Functioning, Disability and Health 国际功能、残疾和健康分类 04.034

International Classification of Primary Care 基层医疗保健国际分类 04.035

International Classification of Process in Primary Care 基层医疗保健过程国际分类 04.036

international public health law 国际公共卫生法

10.022

interpersonal communication　人际沟通，＊人际交流
　　09.059

interval referral　时段式转诊　04.086

intoxication　中毒　03.052

intraaural administration　耳内给药　07.113

intracranial pressure　颅内压　03.063

intradermal injection　皮内注射　07.119

intramuscular injection　肌内注射　07.121

intranasal delivery　滴鼻给药　07.115

intraocular administration　眼内给药　07.114

intravaginal administration　阴道给药　07.116

intravenous infusion　静脉输液　07.126

intravenous injection　静脉注射　07.122

iodine deficiency disorder　碘缺乏病　02.106

IQ　智商，＊智力商数　08.127

iron deficiency anemia　缺铁性贫血　02.163

irregular fever　不规则热　07.073

irritable bowel syndrome　肠易激综合征　02.153

irritation sign of bladder　膀胱刺激征　02.028

isolation　隔离　07.068

isometric exercise　等长运动　05.118

isometric strength assesment　等长肌力评定　05.052

isotonic exercise　等张运动　05.119

ITP　特发性血小板减少性紫癜　02.166

J

jaundice　黄疸　02.020

jaw-thrust　双手托颌法　03.014

joint consultation　联合应诊，＊会诊　04.017

joint traction　关节牵引　05.147

jugular vein engorgement　颈静脉充盈　02.048

K

KABP model　知信行模式　09.021

KAP model　知信行模式　09.021

Kaschin-Beck disease　大骨节病　02.103

Keshan disease　克山病　02.105

kind of neurosis　类神经症　02.310

knee-chest position　膝胸卧位　07.037

knowledge　知识　09.088

knowledge, attitude, belief and practice model　知信行模式　09.021

L

laboratory examination　实验室检查　04.065

lactation　哺乳期　08.055

lactation health care　哺乳期保健　08.056

laparoscopy　腹腔镜检查　08.052

large artery　大动脉　03.020

laryngitis　喉炎　02.278

latent disease　隐匿性疾病　04.005

late pregnancy　孕晚期，＊晚期妊娠　08.039

leadership function　领导职能　10.006

legal occupational disease　法定职业病　06.012

lethargy　嗜睡　02.032

leukemia　白血病　02.164

level four medical negligence　四级医疗事故　10.029

level one medical negligence　一级医疗事故　10.026

level three medical negligence　三级医疗事故　10.028

level two medical negligence　二级医疗事故　10.027

lifecycle health management　生命周期健康管理　01.009

life expectancy　期望寿命　06.201

life record　生命档案记录　04.041

life span health management　＊生命全程健康管理　01.009

life table　寿命表　06.140

linear correlation　线性相关　06.135

line chart　线图　06.146

listen attentively to　倾听　04.058

listen for 倾听 04.058

lithotomy position 截石位 07.038

liver palm 肝掌 02.047

local health rule 卫生地方规章 10.021

locum tenens 代理医生 01.025

long-term capital 长期资金 10.103

long-term care 长期照顾 01.034

long-term health problem 长期性健康问题 04.002

long-term plan 长期计划 10.032

looseness of thinking 思维松散 02.306

loss to follow-up 失访 09.100

low birth weight infant 低体重儿 08.086

low body weight 低体重 08.085

low calorie diet 低热量饮食 07.088

low cholesterol diet 低胆固醇饮食 07.093

low energy laser therapy 低能量激光疗法 05.155

low fat diet 低脂肪饮食 07.092

low protein diet 低蛋白饮食 07.090

low purine diet 低嘌呤饮食 07.094

low salt diet 低盐饮食 07.087

LTC 长期照顾 01.034

lumbago 腰痛 02.021

lumbar pain 腰痛 02.021

lumbar traction 腰椎牵引 05.146

lymphadenectasis 淋巴结肿大 02.005

lymphoma 淋巴瘤 02.165

M

MA 微量蛋白尿 02.024

magnetotherapy 磁疗法 05.156

maintenance stage 维持阶段 09.043

major psychosis 重性精神病 02.295

malaria 疟疾 02.090

malnutrition 营养不良 08.129

management 管理 10.001

management function 管理职能 10.003

manual muscle strength assesment 徒手肌力评定 05.050

marginal cost 边际成本 10.116

marketing 市场营销 10.080

mask oxygen therapy 面罩给氧法 07.082

mass communication 大众传播 09.060

mastitis 乳腺炎 02.227

maternal mortality rate 孕产妇死亡率 06.174

maternal transmission *母婴传播 06.032

maternity care 孕产妇保健 04.029

maximal exercise 极量运动 05.110

McBurney point tenderness 麦氏点压痛 02.057

measle 麻疹 02.082

measurement data 计量资料 06.101

mechanism of labor 分娩机制 08.054

media channel 媒体渠道 09.070

media mix 媒体组合 09.064

median 中位数 06.127

medical dispute 医疗纠纷 10.024

medical gymnasium 医疗体操 05.139

medical income 医疗收入 10.107

medical model 医学模式 01.041

medical negligence 医疗事故 10.025

medical record 病历记录 04.042

medical record linkage 病历记录链接 04.039

medical rehabilitation 医学康复 05.020

medical revenue and expenditure list 医疗收支明细表 10.089

medical service quality 医疗服务质量 10.040

medical social work 医务社会工作 01.091

medical social worker 医务社会工作者 01.092

medicine income 药品收入 10.108

medium frequency electrotherapeutic apparatus 中频电治疗仪 05.178

menarche 初潮 08.031

meningeal irritation sign 脑膜刺激征 02.063

menopausal disorder *绝经期障碍 08.066

menstruation 月经 08.030

mental deficiency *精神发育不全 08.132

mental disorder 心理障碍 02.313

mental health 心理健康 08.017

mental health epidemiology 精神卫生流行病学 06.006

mental higher grade dysfunction 脑高级功能障碍 05.093

mental retardation 精神发育迟缓，*智力低下 08.132

MET 代谢当量 05.076

metabolic equivalent 代谢当量 05.076

metabolic syndrome 代谢综合征 02.175

metaphase plan 中期计划 10.033

microalbuminuria 微量蛋白尿 02.024

microscopic hematuria *镜下血尿 02.022

microwave disinfection and sterilization 微波消毒灭菌法 07.060

midstream urine specimen 中段尿标本 07.142

6 minute walking test 6分钟步行测试 05.072

misdiagnosis rate *误诊率 06.186

missed diagnosis rate *漏诊率 06.185

mixed cost 混合成本 10.114

mixed feeding 混合喂养 08.072

MMR 孕产妇死亡率 06.174

MMT 徒手肌力评定 05.050

MMT grading 徒手肌力评定分级 05.051

mode 众数 06.123

modeling therapy 示范疗法 09.055

moist rale *湿啰音 02.053

monophasic waveform defibrillator 单相波形除颤器 03.024

monosaccharide 单糖 02.194

morbidity 发病率 06.152

Morita therapy 森田疗法 05.016

morning inspection 晨间检查 08.079

morphological development 形态发育 08.119

mortality rate *死亡率 06.163

motion 运动 05.049

motivation function 激励职能 10.008

motor apraxia 运动性失用症 05.098

MS 代谢综合征 02.175

mucocutaneous hemorrhage 皮肤黏膜出血 02.002

multistage sampling 多级抽样 06.110

mumps 流行性腮腺炎 02.078

Murphy sign 墨菲征 02.056

muscle endurance 肌耐力 05.046

muscle endurance training 肌耐力训练 05.123

muscle strength training 肌力训练 05.122

muscle tone 肌张力 05.047

muscle tone assessment 肌张力评定 05.053

mutual experience field 共同经验域 09.072

myocarditis 心肌炎 02.125

myodystonia 肌张力障碍 05.055

myopia 近视[眼] 02.262

N

nasal feeding 鼻饲[法] 07.096

nasopharyngeal carcinoma 鼻咽癌 02.279

national list of essential drugs 国家基本药物目录 10.128

national medical insurance 国家医疗保险 10.121

natural gait 自然步态 05.079

nausea 恶心 02.013

nebulization disinfection 喷雾消毒法 07.064

need assessment 需求评价 01.084

negative correlation 负相关 06.137

negative feedback 消极性反馈 09.076

negativism 违拗症 02.304

neonatal anemia 新生儿贫血 08.089

neonatal asphyxia 新生儿窒息 08.082

neonatal mortality rate 新生儿死亡率 06.171

neonatal tetanus 新生儿破伤风 02.092

neurodevelopment therapy *神经发育疗法 05.142

neurogenic bladder 神经源性膀胱 05.159

neurogenic rectum 神经源直肠 05.162

neuromuscular development technique 神经肌肉促进技术 05.142

neuroplasticity 神经功能重塑 05.042

newborn 新生儿 08.076

new rural cooperative medical system 新型农村合作医疗制度 10.127

nicotine addiction *尼古丁依赖 02.315

nicotinic acid deficiency 烟酸缺乏症 02.203

night sweating 盗汗 02.003

night terror 夜惊 08.088

non-drug treatment 非药物治疗 04.085

noninsulin-dependent diabetes mellitus 非胰岛素依赖型糖尿病 02.178

non-visit ratio of new patient in twoweeks 两周新发患者未就诊比例 06.189

normal distribution 正态分布 06.131

normative belief 准则信念 09.034

nosocomial transmission 医源性传播 06.047

NPC 鼻咽癌 02.279

nuclear family　核心家庭　01.070

numerical variable　数值变量　06.094

nursing diagnosis　护理诊断　07.008

nursing ethic　护理伦理　07.003

nursing evaluation　护理评价　07.010

nursing home　护理院　01.015

nursing objective　护理目标　07.011

nursing plan　护理计划　07.009

nursing process　护理程序　07.007

nutrient requirement　营养素需要量　08.140

nutritional disorder　营养失调　08.148

nutritional marasmus　营养不良性消瘦　08.130

nutritional survey　营养调查　08.138

nutrition surveillance　营养监测　08.147

O

obesity　肥胖　02.037

obliged position　被迫体位　07.026

observability　可观察性　09.049

observation unit　观察单位　06.091

OC　卵巢癌　02.238

occult blood fecal specimen　粪便隐血标本　07.144

occupational contraindication　职业禁忌证　06.052

occupational disease　职业病　06.011

occupational environmental monitoring　职业环境监测　06.076

occupational hygiene file　职业卫生档案　08.014

occupational therapist　作业治疗师　05.028

occupational therapy　作业疗法　05.013

occupation recreational therapy　工娱疗法，* 工作和文娱疗法　05.009

OGTT　口服葡萄糖耐量试验　02.180

oligohydramnios　羊水过少　08.048

oophoroma　卵巢癌　02.238

open-ended question　开放式问题　04.056

open injury　开放[性损]伤　03.033

open management　开放管理　05.015

open pneumothorax　开放性气胸　02.122

operation history　手术史　04.008

opportunistic prevention　机会性预防　04.114

opportunity cost　机会成本　10.115

oral administration　口服给药　07.111

oral care　口腔护理　07.048

oral glucose tolerance test　口服葡萄糖耐量试验　02.180

oral ulcer　口腔溃疡　02.267

organizational communication　组织传播　09.063

organization culture　组织文化　10.031

organization function　组织职能　10.005

organization of data　资料整理　06.119

organization system of community health service　社区卫生服务组织体系　10.030

oropharyngeal airway　口咽气道　03.043

orthosis　矫形器　05.199

orthotist　* 矫形技师　05.031

osteoarthritis　骨性关节炎　02.223

osteomalacia　骨软化症　02.171

osteoporosis　骨质疏松症　02.170

OT　作业治疗师　05.028

otitis media　中耳炎　02.271

Ottawa Charter of Health Promotion　渥太华宣言　09.003

outbreak　暴发　06.079

outcome quality　结果质量　10.038

out of hour service　班后服务　04.021

outpatient service　门诊服务　04.014

out-reach visit　额外出诊　04.019

ovarian carcinoma　卵巢癌　02.238

overtesting　过度检查　04.101

overtreatment　过度治疗　04.102

overuse syndrome　过用综合征　05.101

oxygen atomization inhalation　氧气雾化吸入法　07.125

oxygen inhalation　吸氧　03.046

oxygen therapy　氧气疗法，* 氧疗　07.080

oxygen therapy by nasal catheter　鼻导管给氧法　07.081

P

pack 包扎 03.035

pack up 包扎 03.035

pain in urination 尿痛 02.027

palliative care 缓和照顾 01.032

palpitation 心悸 02.008

pancreatic carcinoma 胰腺癌 02.157

parallel bar 平行杠 05.196

paraplegic gait 截瘫步态 05.084

paratyphoid fever 副伤寒 02.077

parent-child relationship 亲子关系 08.068

parenteral nutrition 肠外营养 07.095

Parkinson disease 帕金森病 02.293

Parkinson gait 帕金森步态 05.085

participatory rapidly assessment 参与式快速评估 09.082

passive development 被动发展 09.010

passive exercise 被动运动 05.113

passive position 被动体位 07.025

passive range of motion 被动活动范围 05.061

passive smoking 被动吸烟 09.120

past history 既往史 04.006

pathogen 病原体 06.014

pathogenicity 致病力 06.015

pathological reflex 病理反射 02.062

patient 患者，*病人 01.056

patient-centered care 以患者为中心的服务 01.043

patient education 患者教育，*病人教育 01.060

patient group 患者小组，*病人小组 01.058

patient participation 患者参与，*病人参与 01.057

patient right 患者权利，*病人权利 01.059

patient satisfaction 患者满意度 01.066

patient's health problem 患者健康问题 04.001

PD 帕金森病 02.293

pedigree chart 家系图 01.069

pelvic inflammatory disease 盆腔炎 02.234

peptic ulcer 消化性溃疡 02.149

percent bar chart 百分条图 06.144

perception of benefit of action 感知行为益处 09.026

perception of handicap of action 感知行为障碍 09.027

perception of severity 感知严重性 09.025

perception of susceptibility 感知易感性 09.024

perception of threat 感知威胁 09.023

perceptive capability 感知能力 09.036

perceptual disorder 感知障碍 05.094

percussion manipulation 叩击法 07.047

performance 绩效 10.063

performance communication 绩效沟通 10.065

performance evaluation 绩效考核 10.066

performance evaluation of risk management 风险管理绩效评估 10.060

performance management 绩效管理 10.064

perimenopausal syndrome *围绝经期综合征 08.066

perinatal care 围生保健 08.034

perinatal transmission *围生期传播 06.032

perineal care 会阴部护理 07.049

periodic health examination 周期性健康检查 04.120

periodontal disease 牙周病 02.270

personal health skill 个人健康技能 09.106

personalized care 人性化照顾 01.046

personal protection 个人防护 08.013

pertussis 百日咳 02.083

pharyngitis 咽炎 02.277

PHC 基本卫生保健，*初级卫生保健 01.004

philosophy of medicine 医学哲学 04.046

phlebitis 静脉炎 07.130

photochemical smog 光化学烟雾 06.086

phototherapy 光疗法 05.154

physiatrist 康复医师 05.026

physical disinfection and sterilization 物理消毒灭菌法 07.052

physical examination 体格检查 04.064

physical growth 体格生长 08.126

physical profile 体型图 08.115

physical therapist 物理治疗师 05.027

physical therapy 物理疗法 05.012

physiological age *生理年龄 08.112

physiological dependence 生理依赖性 09.117

physiological stress index 生理紧张指数 08.012

physiological weight loss 生理性体重下降 08.087

physiologic jaundice 生理性黄疸 08.090

pie chart 饼形图，*圆图 06.145

placental abruption　胎盘早剥　08.044

placenta praevia　前置胎盘　08.043

planned birth rate　计划生育率　06.204

planned immunization　免疫规划　06.035

PMS　经前紧张征　02.241

pneumothorax　气胸　02.119

policy implementation　政策执行　10.014

poliomyelitis　脊髓灰质炎　02.081

polyhydramnios　羊水过多　08.047

polysaccharide　多糖　02.196

population　总体　06.098

population aging　人口老龄化　08.154

positive correlation　正相关　06.136

positive feedback　积极性反馈　09.075

postmenopausal vaginal bleeding　绝经后阴道出血　02.245

postprandial blood glucose　餐后血糖　02.181

postterm pregnancy　过期妊娠　08.045

postural drainage　体位引流　07.078

posture mirror　姿势矫正镜　05.198

poverty of thought　思维贫乏　02.307

practice registration　执业注册　04.031

pre-contemplation stage　无打算阶段　09.039

predicted height　身高预测　08.114

predisposing factor　倾向因素　09.085

pre-employment examination　就业前健康检查　06.051

pregestational care　孕前保健　08.035

pregnancy rate　妊娠率　06.202

pregnant metaphase　孕中期，*中期妊娠　08.038

premarital care　婚前保健　08.033

premarital medical examination　婚前医学检查　08.032

premature infant　*未成熟儿　08.075

premature ovarian failure　卵巢功能早衰　02.243

premenstrual tension syndrome　经前紧张征　02.241

prenatal care　产前照顾　04.030

prenatal examination　产前检查　02.247

preparation stage　准备阶段　09.041

prescription of traction　牵引处方　05.144

pressure sore　压疮　07.050

pressure steam sterilization　压力蒸汽灭菌法　07.056

pressure therapy　压力疗法　05.141

preterm infant　早产儿　08.075

prevalence rate　患病率　06.156

prevalence rate of chronic disease　慢性病患病率　06.158

preventing risk　预防风险　10.061

preventive disinfection　预防性消毒　06.043

preventive innovation　预防性创新　09.050

preventive medicine　预防医学　06.001

previous history　既往史　04.006

primary bronchogenic carcinoma　原发性支气管肺癌，*肺癌　02.117

primary disability　原发性残疾　05.039

primary health care　基本卫生保健，*初级卫生保健　01.004

primary hepatic carcinoma　原发性肝癌　02.159

primary nursing　责任制护理　07.005

primary target population　一级目标人群　06.061

probing question　试探型问题　09.078

problem case analysis　问题案例分析　04.052

process quality　过程质量　10.037

production technology training　工艺制作训练　05.018

professional practice of medical　医疗执业　01.045

program function　计划职能　10.004

progressive resistance training　渐进抗阻训练　05.117

project effectiveness evaluation　项目效应评价　10.075

project environment evaluation　项目环境评价　10.078

project formative evaluation　项目实施评价　10.079

project management　项目管理　10.074

project objective evaluation　项目目标评价　10.076

project utilization evaluation　项目应用评价　10.077

prone position　俯卧位　07.034

proportion　构成比　06.150

proportion of dying of specific cause　死因构成，*相对死亡比　06.169

prosthetist　假肢技师　05.031

protective device　保护具　07.039

protective rate　保护率　06.179

proteinuria　蛋白尿　02.023

protrusion of intervertebral disc　椎间盘突出症　02.222

pseudomyopia　假性近视　02.263

psychological assessment　心理评估　08.018

psychological counselling　心理疏导　05.007，心理咨

询 08.015

psychological dependence 精神依赖性 09.118

psychological development 心理发展，* 心理发育 08.021

psychological intervention 心理干预 08.016

psychological rehabilitation 心理康复 05.008

psychological support 心理支持 05.006

psychosomatic disease 心身疾病 08.019

psychotherapy 心理治疗，* 心理疗法 05.005

PT 物理治疗师 05.027

pubertal syndrome 青春期综合征 08.101

puberty 青春期，* 青春发育期 08.028

public health social work 公共卫生社会工作 01.093

puerperal heat stroke 产褥中暑 08.049

puerperal infection 产褥感染 02.250

puerperium 产褥期 08.057

pulley ring trainer 滑轮吊环训练器 05.186

pulmonary emphysema 肺气肿 02.115

pulse 脉搏 02.041

pulse rate 脉率 07.074

pulse rhythm 脉律 07.075

purchasing and repairing fund 修购基金 10.105

purposive sampling 立意抽样 06.112

pursed-lip breathing training 缩唇呼吸训练 05.127

pyelonephritis 肾盂肾炎 02.207

Q

qualification of family physician * 家庭医师资格 01.018

qualification of general practitioner 全科医师资格 01.018

quality control 质量控制 10.049

quality management 质量管理 10.042

quality management of community health service 社区卫生服务质量管理 10.043

R

RA 类风湿关节炎 02.217

rabies 狂犬病 02.088

radiosterilization 辐射消毒法 07.057

rale 啰音 02.053

random blood glucose 随机血糖 02.182

random case analysis 随机案例分析 04.051

randomized controlled trial 随机对照试验 06.072

range 极差 06.122

rank percentile evaluation of development 发育等级百分位数评价法 08.121

rapid fluctuation 短期波动 06.082

rate 率 06.151

rate-pressure product 心率-血压乘积 05.074

rating of perceived exertion 主观用力程度分级 05.073

ratio 比 06.149

rational nutrition 合理营养 08.135

RCT 随机对照试验 06.072

reaching-out visit 额外出诊 04.019

real-time health monitoring 实时健康监测 08.006

reason for seeing a doctor 就诊原因 04.054

reassurance and support 抚慰 04.081

rebound tenderness 反跳痛 02.055

reception for patient 接诊 07.022

recommended dietary allowance 膳食营养素供给量 08.139

record review 病历回顾 04.040

recreation therapy 文娱疗法 05.140

rectal delivery 直肠给药 07.117

rectal touch 直肠指诊 02.059

recurrence of disease 疾病复发 04.077

recurrent aphthous ulcer * 复发性阿弗他溃疡 02.268

recurrent oral ulcer 复发性口腔溃疡 02.268

reexpansion pulmonary edema 复张性肺水肿 02.123

reference range 参考值范围 06.139

referral 转诊 01.076

referral letter 转诊信 04.091

referral threshold 转诊阈值 04.090

reflux esophagitis 反流性食管炎 02.148

refractory hypertension 难治性高血压，* 顽固性高血压 02.145

register of disease 疾病登记册 04.032

regression 回归 06.133

S

school health care　学校卫生服务　09.103

school interpersonal environment　学校人际环境　09.104

school material environment　学校物质环境　09.105

screening　筛查　04.118

scrubbing disinfection　擦拭消毒法　07.065

scurvy　*坏血病　02.201

secondary attack rate　续发率　06.155

secondary disability　继发性残疾　05.040

secondary hypertension　继发性高血压　02.144

secondary sexual characteristics　第二性征　08.109

secondary target population　二级目标人群　06.062

segmental lung expansion training　局部呼吸训练　05.128

self-care　自我照顾　07.012，自我保健　09.006

self-care agency　自我照顾能力　07.013

self-care deficit　自我照顾缺陷　07.015

self-care requirement　自我照顾需求　07.014

self-control　自我控制　08.023

self-directed learning　自我导向学习　09.084

self-efficacy　自我效能　09.028

self-management　自我管理　09.007

semi-Fowler position　半坐卧位，*福勒体位　07.032

sensitivity　灵敏度　06.183

septic abortion　流产感染　08.046

serum specimen　血清标本　07.151

service quality　服务质量　10.039

sexual development　性发育　08.102

sexually transmitted disease　性传播疾病　02.095

sexual precosity　性早熟　02.256

shaking palsy　*震颤麻痹　02.293

shared care　分担式照顾　01.031

shifting dullness　移动性浊音　02.058

shock　休克　03.031

shock position　休克体位　03.058

shortage cost　短缺成本　10.117

short-term plan　短期计划　10.034

shoulder ladder　肩梯　05.185

shoulder wheel trainer　肩关节回旋训练器　05.184

sick sinus syndrome　病态窦房结综合征　02.136

side effect　不良反应　04.103

side-lying position　侧卧位　07.031

sign　体征　04.062

silicosis　硅沉着病，*硅肺病，*矽肺　02.107

simple random sampling　简单随机抽样　06.105

simple survey　单纯观察　06.053

sinusitis　鼻窦炎　02.275

sitting height　坐高　08.084

sitting position　端坐位　07.033

sitz bath　坐浴　07.138

skeletal age　骨龄，*骨骼年龄　08.117

skin care　皮肤护理　07.041

skin eruption　皮疹　02.006

skin rash　皮疹　02.006

SLE　系统性红斑狼疮　02.218

sleep apnea syndrome　睡眠呼吸暂停综合征　02.118

snowball sampling　雪球抽样　06.113

social assistance　社会救助　01.087

social dependence　社会依赖性　09.119

social discrimination　社会歧视　09.123

social environment of school hygiene　学校卫生社会环境　09.102

social insurance　社会保险　10.119

social intervention　社会干预　09.121

social medical insurance　社会医疗保险　10.120

social mobilization　社会动员　09.008

social rehabilitation　社会康复　05.022

social security　社会保障　01.085

social skill training　社会技能训练　05.017

social welfare　社会福利　01.086

social work　社会工作　01.090

soft tissue infection　软组织感染　02.224

soil-borne transmission　经土壤传播　06.031

source of infection　传染源　06.017

spasm　痉挛　05.057

special fund　专用基金　10.104

special nutrition　特殊营养　08.142

specific death rate　死亡专率　06.164

specificity　特异度　06.184

speech therapist　言语治疗师　05.029

speech therapy　言语疗法　05.014

spider angioma　蜘蛛痣　02.046

spinal cord injury level　脊髓损伤平面　05.170

splint　夹板　03.040

spliting of thought　思维破裂　02.308

split referral　分离式转诊　04.089

spontaneous abortion　*自然流产　02.249

spontaneous activity　自发活动　02.305

spontaneous pneumothorax　自发性气胸　02.120

sporadic　散发　06.078

spurt of growth　生长徒增　08.113

sputum culture specimen　痰培养标本　07.147

SSS　病态窦房结综合征　02.136

ST　言语治疗师　05.029

stage of behavior change　行为改变阶段　09.038

stage of care　照顾阶段　04.022

stage of disease　疾病阶段　04.023

stage of illness　疾患阶段　04.024

stance phase　支撑相，＊支撑期，＊站立期　05.081

standard deviation　标准差　06.129

standard error of mean　均数标准误　06.130

standardization method　标准化方法　06.138

standard management rate of diabetic patient　糖尿病患者规范管理率　06.197

standard management rate of hypertensive patient　高血压患者规范管理率　06.195

standing frame　站立架　05.194

static balance　静态平衡　05.066

＊static exercise　静力性运动　05.118

statistical chart　统计图　06.142

statistical table　统计表　06.141

status quo study　现况研究　06.068

STD　性传播疾病　02.095

sterilization　灭菌　07.066，绝育　08.067

steroid tuberculosis　类固醇性结核病　02.094

stoma bag　造口袋　07.159

stoma care　造口护理　07.155

stoma embolism　造口栓　07.158

stoma therapist　造口治疗师　07.156

stop bleeding　止血　03.034

stratified sampling　分层抽样　06.108

stress incontinence　压力性尿失禁　07.100

stress test　应激试验　05.069

stretching training　牵张训练　05.125

stroke　[脑]卒中　02.288

stroke rehabilitation　脑卒中康复　05.164

stroke unit　脑卒中单元　05.166

structure quality　结构质量　10.036

student's health surveillance　学生健康检测　08.103

stupor　木僵　02.303

subacute disease　亚急性疾病　04.074

subcutaneous injection　皮下注射　07.120

subject investigated　研究对象　06.064

subjective behavior norm　主观行为准则　09.033

sublingual administration　舌下给药　07.112

submaximal exercise　亚极量运动　05.111

successful aging　健康老龄化　08.155

sucking reflex　吸吮反射　08.081

sunshine disinfection　日光暴晒消毒法　07.058

supine position　仰卧位　07.027

supine position with knees flexed　屈膝仰卧位　07.028

supine position without pillow　去枕仰卧位　07.029

supine shock position　仰卧中凹位，＊休克卧位　07.030

supporter　支撑器　05.189

supportive care　支持性照顾　04.080

supraventricular tachycardia　室上性心动过速　02.140

surveying　探测　09.058

survival rate　生存率　06.175

swing phase　摆动相，＊摆动期，＊迈步期　05.082

symptom　症状　04.060

syncope　晕厥　02.031

syndrome　综合征　04.063

synergist　协同肌　05.045

syphilis　梅毒　02.096

systematic error　系统误差　06.115

systematic sampling　系统抽样　06.107

systemic lupus erythematosus　系统性红斑狼疮　02.218

systemic thinking　系统性思维　04.047

systolic pressure　收缩压　02.044

T

TAF　注意力集中功能试验　08.104

target aiming function test　注意力集中功能试验　08.104

target payment　目标支付法　10.129

target population　目标人群　06.060

team mode rehabilitation　团队模式康复　05.024

team nursing　小组制护理　07.006

team work　团队合作　01.027

temporary health problem 暂时性健康问题 04.003

tendentious question 倾向型问题，* 诱导型问题 09.079

tepid sponge bath 温水擦浴 07.133

terminal disinfection 终末消毒 06.046

termination stage 终止阶段 09.044

tertiary prevention 三级预防 01.097

test diet 试验饮食 07.085

tetanus 破伤风 02.091

therapeutical diet 治疗饮食 07.084

therapeutic nutrition * 治疗营养 08.136

third target population 三级目标人群 06.063

three concave sign 三凹征 02.049

three depressions sign 三凹征 02.049

throat swab specimen 咽拭子标本 07.149

thumper cardiopulmonary resuscitator 萨勃心肺复苏机 03.029

thyroid adenoma 甲状腺腺瘤 02.225

tilting bed 斜床 05.201

time factor 时间因素 09.098

tinea * 癣 02.280

tobacco addiction 烟草成瘾 02.315

tonsillitis 扁桃体炎 02.276

total assets growth rate 总资产增长率 10.095

total assets turnover rate 总资产周转率 10.093

total cost accounting 总成本核算 10.109

total population control 总人口对照 06.059

total quality management 全面质量管理 10.044

total quality management of community health service 社区卫生服务全面质量管理 10.045

toxoid 类毒素 06.041

trace element 微量元素 08.145

tracheal intubation 气管插管 03.044

traction 牵引 05.143

traction table 牵引床 05.183

training function 培训职能 10.009

transcutaneous electrical nerve stimulative apparatus 经皮电刺激神经治疗仪 05.179

transfer training 转移训练 05.138

transport 转运 03.037

trauma life support 创伤生命支持 03.010

traumatic history 外伤史 04.009

tremor cordis 心悸 02.008

Trendelenburg position 头低足高位 07.035

trial ability 可试验性 09.048

tube feeding 管饲饮食 07.086

tuberculosis 结核病 02.093

two-way referral 双向转诊 01.077

two-week consultation rate 两周就诊率 06.188

two-week prevalence rate 两周患病率 06.157

type 2 diabetes mellitus * 2 型糖尿病 02.178

type 1 diabetes mellitus * 1 型糖尿病 02.177

typhoid fever 伤寒 02.076

typical survey 典型调查 06.106

U

UCC 宫颈癌 02.237

ultrashort wave therapeutic apparatus 超短波治疗仪 05.180

ultrasonic atomizing inhalation 超声雾化吸入法 07.124

ultrasound therapy 超声疗法 05.153

ultraviolet light irradiation disinfection 紫外线消毒法 07.059

underreporting rate 漏报率 06.192

undifferentiated illness 未分化性疾患 04.004

unilateral neglect 单侧忽略 05.099

unintended pregnancy * 意外妊娠 08.060

unwanted pregnancy 非意愿妊娠 08.060

urban residents' basic medical insurance 城镇居民基本医疗保险 10.126

urban workers' basic medical insurance 城镇职工基本医疗保险 10.125

urethral catheterization 导尿术 07.103

urge incontinence 急迫性尿失禁 07.101

urgent micturition 尿急 02.026

urinary incontinence 尿失禁 07.099

urine retention 尿潴留 07.098

urolithiasis 尿路结石 02.215

urticaria 荨麻疹 02.285

uterine cervical carcinoma 宫颈癌 02.237

uterus myoma 子宫肌瘤 02.236

V

vaccination 预防接种 06.036

vaccine 疫苗 06.039

validity 效度 06.182

value 价值观 09.091

value of variable 变量值，＊测量值 06.093

valvular heart disease 心脏瓣膜疾病 02.128

variable 变量 06.092

variable cost 可变成本 10.113

variance 方差 06.128

variation 变异 06.097

varix of lower limb 下肢静脉曲张 02.232

Venn diagram 维恩图 04.095

venous transfusion 静脉输血 07.128

ventricular tachycardia 室性心动过速，＊室速 03.030

vertical angle of view 垂直视角 08.105

vertical transmission 垂直传播 06.032

vertigo 眩晕 02.030

village doctor 乡村医生 01.021

viral hepatitis 病毒性肝炎，＊传染性肝炎 02.066

virulence 毒力 06.016

vision 视力 08.095

vision protection 视力保护 08.097

visiting rate for patient with infectious disease 传染病患者访视率 06.191

vital sign 生命体征 02.039

vitamin A deficiency 维生素 A 缺乏症 02.199

vitamin C deficiency 维生素 C 缺乏症 02.201

vitamin D deficiency 维生素 D 缺乏症 02.204

vitamin D deficiency rickets 维生素 D 缺乏性佝偻病 02.252

vitamin deficiency 维生素缺乏症 02.198

vocational rehabilitation 职业康复 05.019

volume-pressure measurement of bladder 膀胱容量–压力测定 05.160

vomiting 呕吐 02.014

W

waiting time 等候时间 04.020

wakefulness 失眠 02.033

wall bar 肋木 05.193

wall pulley 墙壁拉力器 05.188

warning behavior 预警行为 09.017

water-borne transmission 经水传播 06.028

weight for height 身高别体重 08.122

WFH 身高别体重 08.122

White block diagram 怀特框图 04.012

whole blood specimen 全血标本 07.150

whole staff quality management 全员质量管理 10.046

whooping cough 百日咳 02.083

withdrawal symptom 戒断症状 02.317

woman of child-bearing age 育龄妇女 08.058

women health care 妇女保健 08.027

WONCA 世界全科医师组织 01.101

work intensity 劳动强度 08.009

work load 劳动负荷量 08.010

workplace health education 工作场所健康教育 09.111

workplace health promotion 工作场所健康促进 09.112

World Organization of National Colleges, Academies and Academic Associations of General Practitioners 世界全科医师组织 01.101

汉 英 索 引

A

癌症康复　cancer rehabilitation　05.173
艾滋病　acquired immunodeficiency syndrome, AIDS　02.098
* 艾滋病病毒　human immunodeficiency virus, HIV　02.097
艾滋病患者　AIDS patient　02.100
艾滋病社会工作　AIDS social work　01.094

艾滋病相关综合征　AIDS-related syndrome　02.101
安全性行为　safe sex action　09.122
按病种付费　diagnosis related groups, DRGs　10.131
按服务项目支付　fee for service　10.130
按抚法　effleurage　07.044
按人头付费　capitation　10.132
暗适应　dark adaption　08.152

B

白喉　diphtheria　02.084
白内障　cataract　02.258
白血病　leukemia　02.164
* 摆动期　swing phase　05.082
摆动相　swing phase　05.082
百分条图　percent bar chart　06.144
百日咳　pertussis, whooping cough　02.083
班后服务　out of hour service　04.021
半坐卧位　semi-Fowler position　07.032
包扎　pack, pack up　03.035
保护具　protective device　07.039
保护率　protective rate　06.179
保险　insurance　10.118
暴发　outbreak　06.079
暴露　exposure　06.054
暴露人群　exposure population　06.055
背部按摩　back massage　07.043
被动发展　passive development　09.010
被动活动范围　passive range of motion　05.061
被动体位　passive position　07.025
被动吸烟　passive smoking　09.120
被动运动　passive exercise　05.113
被迫体位　obliged position　07.026
绷带　bandage　03.038

鼻导管给氧法　oxygen therapy by nasal catheter　07.081
鼻窦炎　sinusitis　02.275
鼻饲[法]　nasal feeding　07.096
鼻咽癌　nasopharyngeal carcinoma, NPC　02.279
比　ratio　06.149
必需元素　essential element　08.144
闭合[性损]伤　closed injury　03.032
闭胸心脏按压　close chest cardiac massage　03.018
避孕　contraception　08.062
避孕咨询　contraception counseling　08.063
边际成本　marginal cost　10.116
扁桃体炎　tonsillitis　02.276
* 便利抽样　accidental sampling　06.111
便秘　constipation　02.019
便血　hematochezia　02.016
变量　variable　06.092
变量值　value of variable　06.093
变异　variation　06.097
变应性鼻炎　allergic rhinitis　02.274
* 辨色力　color discrimination　08.094
标准差　standard deviation　06.129
标准化方法　standardization method　06.138
丙型肝炎　hepatitis C　02.069

饼形图 pie chart 06.145
并行式转诊 collateral referral 04.087
病床利用率 bed occupancy 06.190
病毒性肝炎 viral hepatitis 02.066
病患行为 illness behavior 01.061
病理反射 pathological reflex 02.062
病历回顾 record review 04.040
病历记录 medical record 04.042
病历记录链接 medical record linkage 04.039
病例对照研究 case-control study 06.070
病例发现 case finding 04.119
病例讨论 case conference, case discussion 04.050
* 病人 patient 01.056
* 病人参与 patient participation 01.057
* 病人教育 patient education 01.060
* 病人权利 patient right 01.059

* 病人小组 patient group 01.058
病史采集 history taking 04.053
病态窦房结综合征 sick sinus syndrome, SSS 02.136
病原体 pathogen 06.014
病原携带者 carrier 06.020
勃起功能障碍 erectile dysfunction, ED 02.214
哺乳期 lactation 08.055
哺乳期保健 lactation health care 08.056
不规则热 irregular fever 07.073
不良反应 adverse reaction, side effect 04.103
不良事件发生率 adverse event incidence rate 06.187
布鲁格施指数 Brugsch index 08.116
步态 gait 05.077
步态分析 gait analysis 05.078
步行训练 ambulation training 05.136
步行周期 gait cycle 05.080

C

擦拭消毒法 scrubbing disinfection 07.065
财务报表 financial statement 10.087
财务管理 financial management 10.086
参考值范围 reference range 06.139
参与式快速评估 participatory rapidly assessment 09.082
餐后血糖 postprandial blood glucose 02.181
残疾 disability 05.038
残疾构成比 constituent ratio of disability 06.161
残疾率 disability rate 06.160
残障儿童 handicapped child 08.128
侧卧位 side-lying position 07.031
* 测量值 value of variable 06.093
产前保健 antenatal care 08.036
产前检查 prenatal examination 02.247
产前照顾 antenatal care, prenatal care 04.030
产褥感染 puerperal infection 02.250
产褥期 puerperium 08.057
产褥中暑 puerperal heat stroke 08.049
长期计划 long-term plan 10.032
长期性健康问题 long-term health problem 04.002
长期照顾 long-term care, LTC 01.034
长期资金 long-term capital 10.103
肠外营养 parenteral nutrition 07.095
肠易激综合征 irritable bowel syndrome 02.153

肠造口术 enterostomy 07.154
超短波治疗仪 ultrashort wave therapeutic apparatus 05.180
超声疗法 ultrasound therapy 05.153
超声雾化吸入法 ultrasonic atomizing inhalation 07.124
晨间检查 morning inspection 08.079
成本控制 cost control 10.111
成本–效果分析 cost-effectiveness analysis 10.082
成本–效益分析 cost-benefit analysis 10.081
成本–效用分析 cost-utility analysis 10.083
成分输血 component transfusion 07.129
成瘾行为 addiction behavior 09.113
城镇居民基本医疗保险 urban residents' basic medical insurance 10.126
城镇职工基本医疗保险 urban workers' basic medical insurance 10.125
痴呆 dementia 02.294
弛张热 remittent fever 07.071
持续牵引 continuous traction 05.149
持续质量改进 continuous quality improvement 10.050
赤脚医生 barefoot doctor 01.020
抽搐 convulsion, hyperspasmia 02.034
抽样调查 sampling survey 06.104

抽样误差　sampling error　06.117

出院总结　discharge summary　04.094

初潮　menarche　08.031

* 初级卫生保健　primary health care, PHC　01.004

初乳　colostrum　08.069

除颤器　defibrillator　03.023

杵状指　acropachy　02.060

杵状趾　acropachy　02.061

储蓄医疗保险　saving medical insurance　10.123

传播材料预试验　communication material pretest　09.081

传播结构　communication construction　09.066

传播模式　communication model　09.067

传播途径　route of transmission　06.021

传播者　communicator　09.068

* 传染病　infectious disease　06.009

传染病患者访视率　visiting rate for patient with infec-

tious disease　06.191

传染病流行病学　infectious disease epidemiology　06.004

传染过程　infectious process　06.023

传染期　communicable period　06.018

* 传染性肝炎　viral hepatitis　02.066

传染性疾病　infectious disease　06.009

传染源　source of infection　06.017

床上擦浴　bed bath　07.042

创伤生命支持　trauma life support　03.010

垂直传播　vertical transmission　06.032

垂直视角　vertical angle of view　08.105

磁疗法　magnetotherapy　05.156

粗出生率　crude birth rate　06.162

粗死亡率　crude death rate　06.163

促成因素　enabling factor　09.086

促进健康行为　health-promoted behavior　09.015

D

打算阶段　contemplation stage　09.040

大肠癌　colorectal carcinoma　02.154

大动脉　large artery　03.020

大骨节病　Kaschin-Beck disease　02.103

大流行　craze　06.081

大众传播　mass communication　09.060

代理医生　locum tenens　01.025

代谢当量　metabolic equivalent, MET　05.076

代谢综合征　metabolic syndrome, MS　02.175

带状疱疹　herpes zoster　02.281

单侧忽略　unilateral neglect　05.099

单纯观察　simple survey　06.053

单糖　monosaccharide　02.194

单相波形除颤器　monophasic waveform defibrillator　03.024

胆石症　cholelithiasis　02.162

蛋白尿　proteinuria　02.023

导尿术　urethral catheterization　07.103

导医　guide for patient　07.023

盗汗　night sweating　02.003

登革热　dengue fever　02.087

等长肌力评定　isometric strength assesment　05.052

等长运动　isometric exercise　05.118

等候时间　waiting time　04.020

等张运动　isotonic exercise　05.119

低胆固醇饮食　low cholesterol diet　07.093

低蛋白饮食　low protein diet　07.090

低能量激光疗法　low energy laser therapy　05.155

低嘌呤饮食　low purine diet　07.094

低热量饮食　low calorie diet　07.088

低体重　low body weight　08.085

低体重儿　low birth weight infant　08.086

低血糖症　hypoglycemia　02.187

低盐饮食　low salt diet　07.087

低脂肪饮食　low fat diet　07.092

滴鼻给药　intranasal delivery　07.115

地方病　endemic disease　06.008

地方性斑疹伤寒　endemic typhus　02.080

地方性氟中毒　endemic fluorosis　02.104

第二性征　secondary sexual characteristics　08.109

第一目击者　first witness　03.055

癫痫　epilepsy　02.289

* 癫痫　epilepsy　02.289

典型调查　typical survey　06.106

碘缺乏病　iodine deficiency disorder, IDD　02.106

电除颤　electric defibrillation　03.022

电刺激运动　exercise induced by electrical stimulation　05.112

风险评估 risk assessment 10.059

风险事件 risk event 10.054

风险损失 risk loss 10.055

风险因素 risk factor 10.053

封闭式问题 close-ended question 04.057

敷料 dressing 03.039

服务质量 service quality 10.039

* 福勒体位 semi-Fowler position 07.032

辐射消毒法 radiosterilization 07.057

抚慰 reassurance and support 04.081

俯卧位 prone position 07.034

辅食 dietary supplement 08.073

辅助步行训练 ambulation training with walking aides 05.137

辅助检查 accessory examination 04.066

妇女保健 women health care 08.027

负相关 negative correlation 06.137

* 复发性阿弗他溃疡 recurrent aphthous ulcer 02.268

复发性口腔溃疡 recurrent oral ulcer 02.268

复合型问题 combined question 09.080

复杂性 complexity 09.047

复张性肺水肿 reexpansion pulmonary edema, RPE 02.123

副伤寒 paratyphoid fever 02.077

赋权 enpowerment 09.004

腹部压痛 abdominal tenderness 02.054

腹股沟疝 inguinal hernia 02.230

腹腔镜检查 laparoscopy 08.052

腹式呼吸训练 abdominal breathing training 05.130

腹痛 abdominal pain 02.017

腹泻 diarrhea 02.018

G

* 干啰音 dry rale 02.053

肝硬化 cirrhosis of liver 02.158

肝掌 liver palm 02.047

感冒 common cold 02.064

感染率 infection rate 06.159

感染性腹泻 infectious diarrhea 02.073

感知能力 perceptive capability 09.036

感知威胁 perception of threat 09.023

感知行为益处 perception of benefit of action 09.026

感知行为障碍 perception of handicap of action 09.027

感知严重性 perception of severity 09.025

感知易感性 perception of susceptibility 09.024

感知障碍 perceptual disorder 05.094

肛管排气法 blind enema 07.109

高胆固醇血症 hypercholesterolemia 02.173

高蛋白饮食 high protein diet 07.091

高尿酸血症 hyperuricemia 02.205

高热量饮食 high calorie diet 07.089

高三酰甘油血症 hypertriglyceridemia 02.174

高渗性高血糖状态 hyperosmolar hyperglycemic state 02.189

高危妊娠 high risk pregnancy 02.248

高血压 hypertension 02.141

* 高血压病 essential hypertension 02.143

高血压患者规范管理率 standard management rate of hypertensive patient 06.195

高血压患者健康管理率 health management rate of hypertensive patient 06.194

高血压康复 rehabilitation of hypertension 05.175

高胰岛素血症 hyperinsulinism 02.186

高张性气胸 hypertonic pneumothorax 02.121

格拉斯哥昏迷评分 Glasgow coma score 03.066

格塞尔发育量表 Gesell developmental schedule 08.120

隔离 isolation 07.068

个案工作 case work 01.088

个案管理 case management 04.106

个人防护 personal protection 08.013

个人健康技能 personal health skill 09.106

个体试验 individual trial 06.075

给药 administration 07.110

更年期 climacteric period 08.064

更年期保健 climacteric care 08.065

更年期综合征 climacteric syndrome 08.066

工具性日常生活活动 instrumental activities of daily living, IADL 05.091

* 工艺疗法 arts and crafts therapy 05.018

工艺制作训练 production technology training 05.018

工娱疗法 occupation recreational therapy 05.009

工作场所健康促进　workplace health promotion
　09.112

工作场所健康教育　workplace health education
　09.111

* 工作和文娱疗法　occupation recreational therapy
　05.009

公共卫生社会工作　public health social work　01.093

功率车　ergometer　05.191

功能发育　functional development　08.125

功能牵引网架　frame for suspension and traction
　05.195

功能失调性子宫出血　dysfunctional uterine bleeding
　02.242

功能位　functional position　05.062

功能性电刺激　functional electric stimulation　05.158

功能性症状　functional symptom　04.061

* 功能障碍性子宫出血　dysfunctional uterine bleeding
　02.242

功能制护理　functional nursing　07.004

宫颈癌　uterine cervical carcinoma, UCC　02.237

宫腔镜检查　hysteroscopy　08.051

* 宫体癌　endometrial carcinoma, carcinoma of endo-
　metrium　02.239

巩固发展　consolidation and development　09.013

共付法　co-payment　10.133

共济失调步态　ataxic gait　05.088

共同经验域　mutual experience field　09.072

* 共同运动　associated movement　05.168

构成比　proportion　06.150

* 构音困难　dysarthria　05.103

构音障碍　dysarthria　05.103

* 骨骼年龄　skeletal age, bone age　08.117

骨龄　skeletal age, bone age　08.117

骨软化症　osteomalacia　02.171

骨性关节炎　osteoarthritis　02.223

骨折　fracture　02.220

骨质疏松症　osteoporosis　02.170

固定　immobilization　03.036

固定成本　fixed cost　10.112

固定资产　fixed assets　10.101

固定资产增长率　fixed assets growth rate　10.096

拐杖　crutch　05.200

关节牵引　joint traction　05.147

观察单位　observation unit　06.091

* 观察角　angle of observation　08.106

* 冠心病　coronary atherosclerotic heart disease, CHD
　02.130

冠心病康复　rehabilitation of coronary artery disease
　05.174

冠状动脉粥样硬化性心脏病　coronary atherosclerotic
　heart disease, CHD　02.130

管理　management　10.001

管理人群高血压控制率　control rate of hypertension in
　managed crowd　06.198

管理人群血糖控制率　control rate of blood glucose in
　managed crowd　06.199

管理职能　management function　10.003

管饲饮食　tube feeding　07.086

灌肠疗法　enema therapy　07.107

光化学烟雾　photochemical smog　06.086

光疗法　phototherapy　05.154

硅沉着病　silicosis　02.107

* 硅肺病　silicosis　02.107

国际公共卫生法　international public health law
　10.022

国际功能、残疾和健康分类　International Classifica-
　tion of Functioning, Disability and Health, ICF
　04.034

国际疾病分类　International Classification of Diseases,
　ICD　04.033

国家基本药物目录　national list of essential drugs
　10.128

国家医疗保险　national medical insurance　10.121

过程质量　process quality　10.037

过度检查　overtesting　04.101

过度治疗　overtreatment　04.102

过期妊娠　postterm pregnancy　08.045

过用综合征　overuse syndrome　05.101

* 过早搏动　extrasystole　02.139

H

合理营养　rational nutrition　08.135

核黄素缺乏症　riboflavin deficiency　02.200

核心家庭　nuclear family　01.070

核心型团队　core team　01.028

* 横断面调查　cross-sectional study　06.068

红外线治疗仪　infrared therapeutic apparatus　05.181

喉炎　laryngitis　02.278

呼吸　respiration　02.043

呼吸功能　respiratory function　05.075

呼吸困难　dyspnea　02.010

呼吸衰竭　respiratory failure　03.042

呼吸停止　respiratory arrest　03.012

呼吸训练　respiration training, breathing training　05.126

护理程序　nursing process　07.007

护理计划　nursing plan　07.009

护理伦理　nursing ethic　07.003

护理目标　nursing objective　07.011

护理评价　nursing evaluation　07.010

护理性家庭访视　home visit for nursing　07.016

护理院　nursing home　01.015

护理诊断　nursing diagnosis　07.008

滑轮吊环训练器　pulley ring trainer　05.186

化学加热袋　chemical hot pack　07.137

化学消毒灭菌法　chemical disinfection and sterilization　07.061

化学预防　chemoprophylaxis　04.115

化学制冷袋　chemical cold pack　07.132

怀特框图　White block diagram　04.012

踝阵挛试验　ankle clonus test　05.059

* 坏血病　scurvy　02.201

环境改造　environmental adaptation　05.041

环境污染　environmental pollution　06.085

缓和照顾　palliative care　01.032

患病率　prevalence rate　06.156

患者　patient　01.056

患者参与　patient participation　01.057

患者健康问题　patient's health problem　04.001

患者教育　patient education　01.060

患者满意度　patient satisfaction　01.066

患者权利　patient right　01.059

患者小组　patient group　01.058

黄疸　jaundice　02.020

回归　regression　06.133

回归因素　regression factor　09.099

会阴部护理　perineal care　07.049

* 会诊　joint consultation　04.017

昏迷　coma　03.011

婚前保健　premarital care　08.033

婚前医学检查　premarital medical examination　08.032

混合成本　mixed cost　10.114

混合喂养　mixed feeding　08.072

活动　activity　05.048

活动分析　activity analysis　05.090

* 获得性免疫缺陷综合征　acquired immunodeficiency syndrome, AIDS　02.098

霍乱　cholera　02.074

J

机会成本　opportunity cost　10.115

机会性预防　opportunistic prevention　04.114

肌电生物反馈仪　electromyographic biofeedback therapeutic apparatus　05.182

肌力训练　muscle strength training　05.122

肌内注射　intramuscular injection　07.121

肌耐力　muscle endurance　05.046

肌耐力训练　muscle endurance training　05.123

肌张力　muscle tone　05.047

肌张力低下　hypomyotonia　05.056

肌张力过高　hypertonia, hypermyotonia　05.054

肌张力评定　muscle tone assessment　05.053

肌张力障碍　myodystonia　05.055

积极性反馈　positive feedback　09.075

基本卫生保健　primary health care, PHC　01.004

基本饮食　basic diet　07.083

基层医疗保健国际分类　International Classification of Primary Care, ICPC　04.035

基层医疗保健过程国际分类　International Classification of Process in Primary Care, IC-Process-PC　04.036

基层医疗保健精神病症诊断与统计手册　Diagnostic and Statistical Manual of Mental Disorder for Primary Care, DSM-PC　04.037

基础生命支持　basic life support　03.008

基础性日常生活活动　basic activities of daily living,

假设检验　hypothesis testing　06.132
假性近视　pseudomyopia　02.263
假阳性率　false positive rate　06.186
假阴性率　false negative rate　06.185
假肢技师　prosthetist　05.031
肩关节回旋训练器　shoulder wheel trainer　05.184
肩梯　shoulder ladder　05.185
睑板腺囊肿　chalazion　02.261
睑腺炎　hordeolum　02.260
间断牵引　intermittent traction　05.148
间接接触传播　indirect contact transmission　06.027
间歇热　intermittent fever　07.072
简单随机抽样　simple random sampling　06.105
健康　health　01.038
健康传播　health communication　09.065
健康促进　health promotion　09.002
健康促进学校　health promoting school　09.101
健康档案　health file　01.078
健康概况　health profile　04.109
健康管理　health management　08.001
健康监护　health surveillance　06.050
健康教育　health education　09.001
健康老龄化　successful aging, healthy aging　08.155
健康目标　health objective　09.094
健康守门人　gatekeeper for health　01.023
健康体检　health examination, health inspection
　08.002
健康危险因素干预　health risk factor intervention
　08.005
健康危险因素评估　health risk factor assessment
　08.004
健康问题　health problem　01.039
健康相关生活质量　health-related quality of life,
　HRQL　01.040
健康相关行为　health-related behavior　09.014
健康信念模式　health belief model　09.022
健康信息　health information　09.069
健康指标　health indicator　04.108
健康指导　health guidance　08.003
健康状况评价量表　health status evaluation scale
　04.122
健康咨询　health counselling　04.116
健康资源–风险平衡模式　health resources-risk balance
　model　04.110

渐进抗阻训练　progressive resistance training　05.117
鉴别诊断　differential diagnosis　04.072
交流　communication　09.057
* 焦虑性神经症　anxiety neurosis　02.297
焦虑症　anxiety neurosis　02.297
* 矫形技师　orthotist　05.031
矫形器　orthosis　05.199
教育康复　educational rehabilitation　05.021
教育目标　educational objective　09.092
接触传播　contact transmission　06.025
接触性皮炎　contact dermatitis　02.282
接诊　reception for patient　07.022
节育　birth control　08.061
节育期　birth control period　08.059
节肢动物传播　arthropod transmission　06.030
拮抗肌　antagonist　05.044
结肠灌洗术　colonic irrigation　07.157
结构质量　structure quality　10.036
结果质量　outcome quality　10.038
结核病　tuberculosis　02.093
结膜炎　conjunctivitis　02.257
截石位　lithotomy position　07.038
截瘫步态　paraplegic gait　05.084
戒断症状　withdrawal symptom　02.317
近视[眼]　myopia　02.262
浸泡消毒法　immersion disinfection　07.062
经皮电刺激神经治疗仪　transcutaneous electrical
　nerve stimulative apparatus　05.179
经前紧张征　premenstrual tension syndrome, PMS
　02.241
经食物传播　food-borne transmission　06.029
经水传播　water-borne transmission　06.028
经土壤传播　soil-borne transmission　06.031
* 精神发育不全　mental deficiency　08.132
精神发育迟缓　mental retardation　08.132
精神分裂症　schizophrenia　02.296
精神卫生流行病学　mental health epidemiology
　06.006
精神依赖性　psychological dependence　09.118
颈静脉充盈　jugular vein engorgement　02.048
颈椎病　cervical spondylosis　02.221
颈椎牵引　cervical traction　05.145
痉挛　spasm　05.057
* 静力性运动　static exercise　05.118

静脉输血 venous transfusion 07.128
静脉输液 intravenous infusion 07.126
静脉炎 phlebitis 07.130
静脉注射 intravenous injection 07.122
静态平衡 static balance 05.066
静坐不能 akathisia 02.312
* 镜下血尿 microscopic hematuria 02.022
酒精擦浴 alcohol sponge bath 07.134
酒精成瘾 alcohol addiction 02.316
就业前健康检查 pre-employment examination 06.051
就医行为 behavior of seeking medical care 01.062
就诊原因 reason for seeing a doctor 04.054

居家护理 home care 07.021
居家照顾 home care 04.028
居民健康档案 resident health file 01.079
居民健康信息 health information of resident 10.070
局部呼吸训练 segmental lung expansion training 05.128
绝经后阴道出血 postmenopausal vaginal bleeding 02.245
* 绝经期障碍 menopausal disorder 08.066
绝育 sterilization 08.067
均数标准误 standard error of mean 06.130
* 菌痢 bacillary dysentery 02.075

K

咯血 hemoptysis 02.012
开放管理 open management 05.015
开放式问题 open-ended question 04.056
开放性气胸 open pneumothorax 02.122
开放[性损]伤 open injury 03.033
康复 rehabilitation 05.001
康复工程 rehabilitation engineering 05.030
康复护理 rehabilitation nursing 05.034
康复护士 rehabilitation nurse 05.035
康复目标 rehabilitation goal 05.036
康复评定 rehabilitation evaluation 05.037
康复团队 rehabilitation team 05.025
康复心理师 rehabilitation psychologist 05.032
康复医师 physiatrist 05.026
康复预防 rehabilitation prevention 05.023
康复治疗师 rehabilitation therapist 05.033
抗痉挛位 anti-spastic position 05.063
抗氧化营养素 antioxidant nutrient 08.151
抗阻呼吸训练 resistive breathing training 05.129
抗阻运动 resistance exercise 05.116
烤灯 hot lamp 07.135

咳嗽 cough 02.011
咳嗽训练 cough training 05.131
可变成本 variable cost 10.113
可观察性 observability 09.049
可及性照顾 accessible care 01.051
可试验性 trial ability 09.048
克山病 Keshan disease 02.105
空腹血糖 fasting blood glucose 02.179
空腹血糖受损 impaired fasting glucose, IFG 02.183
控制信念 control belief 09.035
控制职能 control function 10.007
口服给药 oral administration 07.111
口服葡萄糖耐量试验 oral glucose tolerance test, OGTT 02.180
口腔护理 oral care 07.048
口腔溃疡 oral ulcer 02.267
口咽气道 oropharyngeal airway 03.043
叩击法 percussion manipulation 07.047
跨越式转诊 cross referral 04.088
狂犬病 rabies 02.088
扩充型团队 expansion team 01.029

L

劳动负荷量 work load 08.010
劳动强度 work intensity 08.009
老年人日间照顾服务 geriatric day care 04.027
老年学评定 geriatric assessment 04.026

老年医学 geriatric medicine 04.025
肋木 wall bar 05.193
类毒素 toxoid 06.041
类风湿关节炎 rheumatoid arthritis, RA 02.217

类固醇性结核病　steroid tuberculosis　02.094
类神经症　kind of neurosis　02.310
累积发病率　cumulative incidence rate, CIR　06.154
冷疗法　cold therapy　05.150
离心收缩　eccentric contraction　05.121
* 离心延伸　eccentric contraction　05.121
罹患率　attack rate　06.153
立意抽样　purposive sampling　06.112
连续性家庭访视　home visit for continuing care
　　07.020
连续性照顾　continuity of care　01.049
联合反应　associated reaction　05.167
联合应诊　joint consultation　04.017
联合运动　associated movement　05.168
两周患病率　two-week prevalence rate　06.157
两周就诊率　two-week consultation rate　06.188
两周新发患者未就诊比例　non-visit ratio of new pa-
　　tient in twoweeks　06.189
临床方案　clinical protocol　04.079
临床监控　clinical governance　04.092
临床结局　clinical outcome　04.111
临床决策分析　clinical decision analysis　04.078
临床流程　clinical flow　04.096
临床路径　clinical pathway　04.098
临床日志　clinical log　04.043
临床审计　clinical audit　04.097
临床实践指南　clinical practice guideline　04.099
临床试验　clinical trial　06.073
临床思维　clinical thinking　04.045
临床死亡　clinical death　03.004
临床营养　clinical nutrition　08.136

临床预防　clinical prevention　04.113
临终关怀　hospice care　01.033
淋巴结肿大　lymphadenectasis　02.005
淋巴瘤　lymphoma　02.165
灵敏度　sensitivity　06.183
领导职能　leadership function　10.006
流产　abortion　02.249
流产感染　septic abortion　08.046
流动比率　current rate　10.090
流动资产　current asset　10.100
流动资产周转率　current assets turnover rate　10.094
* 流脑　epidemic cerebrospinal meningitis　02.085
流行　epidemic　06.080
流行病学　epidemiology　06.002
流行性斑疹伤寒　epidemic typhus　02.079
流行性感冒　influenza　02.065
流行性脑脊髓膜炎　epidemic cerebrospinal meningitis
　　02.085
流行性腮腺炎　epidemic parotitis, mumps　02.078
流行性乙型脑炎　epidemic encephalitis type B
　　02.089
留置导尿术　retention catheterization　07.104
硫胺素缺乏症　athiaminosis　02.202
漏报率　underreporting rate　06.192
* 漏诊率　missed diagnosis rate　06.185
颅内压　intracranial pressure　03.063
颅内压增高　increased intracranial pressure　03.064
率　rate　06.151
卵巢癌　ovarian carcinoma, OC, oophoroma　02.238
卵巢功能早衰　premature ovarian failure　02.243
啰音　rale　02.053

M

麻疹　measle　02.082
* 迈步期　swing phase　05.082
* 麦粒肿　hordeolum　02.260
麦氏点压痛　McBurney point tenderness　02.057
脉搏　pulse　02.041
脉律　pulse rhythm　07.075
脉率　pulse rate　07.074
满意度评价　satisfaction evaluation　10.062
慢性病患病率　prevalence rate of chronic disease
　　06.158

慢性病患者健康管理率　health management rate of
　　patient with chronic disease　06.193
慢性胆囊炎　chronic cholecystitis　02.161
慢性宫颈炎　chronic cervicitis　02.233
慢性疾病　chronic disease　04.075
慢性疾病类别　classification of chronic disease
　　04.076
慢性肾功能衰竭　chronic renal failure, CRF　02.209
慢性胃炎　chronic gastritis　02.151
慢性胰腺炎　chronic pancreatitis　02.156

慢性支气管炎　chronic bronchitis　02.112

慢性阻塞性肺疾病　chronic obstructive pulmonary disease, COPD　02.116

慢性阻塞性肺疾病康复　rehabilitation of chronic obstructive pulmonary disease　05.177

梅毒　syphilis　02.096

媒体渠道　media channel　09.070

媒体组合　media mix　09.064

门诊服务　outpatient service, ambulatory service　04.014

觅食反射　rooting reflex　08.080

免疫规划　planned immunization, immunization program　06.035

面罩给氧法　mask oxygen therapy　07.082

* 描述流行病学　descriptive epidemiology　06.067

描述性研究　descriptive study　06.067

灭活疫苗　inactivated vaccine　06.040

灭菌　sterilization　07.066

明视持久度　duration of photopic vision　08.096

模糊性反馈　illegible feedback　09.077

摩法　rubbing manipulation　07.045

墨菲征　Murphy sign　02.056

某病病死率　case fatality rate　06.167

* 某病死亡率　cause-specific death rate　06.168

母乳喂养　breast feeding　08.070

* 母婴传播　maternal transmission　06.032

木僵　stupor　02.303

目标人群　target population　06.060

目标支付法　target payment　10.129

N

难治性高血压　refractory hypertension　02.145

[脑]卒中　stroke　02.288

脑卒中单元　stroke unit　05.166

脑卒中康复　stroke rehabilitation　05.164

脑卒中康复方案　rehabilitation program of stroke　05.165

脑高级功能障碍　mental higher grade dysfunction　05.093

脑膜刺激征　meningeal irritation sign　02.063

脑死亡　brain death　03.003

脑瘫康复　rehabilitation of cerebral palsy　05.171

脑外伤　cerebral trauma　03.062

* 脑血管意外　cerebrovascular accident　02.288

内部质控　internal quality control　09.096

内对照　internal control　06.057

内分泌失调　endocrine dyscrasia　02.167

内源性感染　endogenous infection　06.048

能量保存技术　energy conservation technique　05.132

* 尼古丁依赖　nicotine addiction　02.315

年龄标化死亡率　age-standardized death rate, ASDR　06.166

年龄别身高　height for age　08.123

年龄别死亡率　age-adjusted death rate　06.165

* 年龄组死亡率　age-adjusted death rate　06.165

尿常规标本　routine urine specimen　07.139

尿急　urgent micturition　02.026

尿路结石　urolithiasis　02.215

尿频　frequent micturition　02.025

尿失禁　urinary incontinence　07.099

尿痛　dysuria, pain in urination　02.027

尿潴留　urine retention　07.098

脓胸　empyema　02.124

疟疾　malaria　02.090

O

呕吐　vomiting　02.014

呕血　hematemesis　02.015

偶遇抽样　accidental sampling　06.111

P

帕金森病　Parkinson disease, PD　02.293
帕金森步态　Parkinson gait　05.085
排便失禁　fecal incontinence　07.106
排便训练　bowel training　05.163
膀胱癌　carcinoma of bladder　02.211
膀胱冲洗法　bladder washout method　07.105
膀胱刺激征　irritation sign of bladder　02.028
膀胱容量–压力测定　volume-pressure measurement of bladder　05.160
膀胱训练　bladder training　05.161
培训职能　training function　10.009
喷雾消毒法　nebulization disinfection　07.064
盆腔炎　pelvic inflammatory disease　02.234
批判性思维　critical thinking　04.048
皮肤护理　skin care　07.041
皮肤黏膜出血　mucocutaneous hemorrhage　02.002

皮肤癣菌病　dermatophytosis　02.280
皮内注射　intradermal injection　07.119
皮下注射　subcutaneous injection　07.120
皮疹　skin rash, skin eruption　02.006
疲劳　fatigue　08.011
偏瘫步态　hemiplegic gait　05.083
频数　frequency　06.121
平衡板　balance board　05.197
平衡功能　balance function　05.064
平衡膳食　balanced diet　08.143
平衡训练　balance training　05.134
平均数　average　06.124
平行杠　parallel bar　05.196
评估性家庭访视　home visit for assessment　07.017
破伤风　tetanus　02.091
普查　census　06.103

Q

期前收缩　extrasystole　02.139
期望寿命　life expectancy　06.201
气道异物　airway foreign body　03.060
气管插管　tracheal intubation　03.044
气胸　pneumothorax　02.119
气胀　flatulence　07.108
契约关系　contact relation　09.073
牵引　traction　05.143
牵引处方　prescription of traction　05.144
牵引床　traction table　05.183
牵张训练　stretching training　05.125
前列腺癌　carcinoma of prostate　02.212
* 前列腺良性肥大　hyperplasia of prostate　02.213
前列腺增生　hyperplasia of prostate　02.213
前置胎盘　placenta praevia　08.043
潜伏期　incubation period　06.019
强化疗法　reinforcement therapy　09.056
强化因素　reinforcing factor　09.087
强直　rigidity　05.058
强直性脊柱炎　ankylosing spondylitis　02.219
墙壁拉力器　wall pulley　05.188
抢救　rescue　03.006

亲子关系　parent-child relationship　08.068
* 青春发育期　adolescence, puberty　08.028
青春期　adolescence, puberty　08.028
青春期保健　adolescent health care　08.029
* 青春期性发育迟缓　adolescent growth delay　08.100
青春期延迟　delayed puberty　08.100
青春期综合征　pubertal syndrome　08.101
青光眼　glaucoma　02.259
倾听　listen for, listen attentively to　04.058
倾向型问题　tendentious question　09.079
倾向因素　predisposing factor　09.085
清洁　cleaning　07.051
情感反应　affective response　08.020
情感障碍　affective disorder　02.314
求医行为　health-seeking behavior　09.018
球囊面罩　bag valve mask　03.045
屈膝仰卧位　supine position with knees flexed　07.028
龋齿　dental caries　02.266
去枕仰卧位　supine position without pillow　07.029
全科医疗　general practice　01.002
全科医师　general practitioner, GP　01.017

R

S

社会保险 social insurance 10.119

社会保障 social security 01.085

社会动员 social mobilization 09.008

社会福利 social welfare 01.086

社会干预 social intervention 09.121

社会工作 social work 01.090

社会技能训练 social skill training 05.017

社会救助 social assistance 01.087

社会康复 social rehabilitation 05.022

社会歧视 social discrimination 09.123

社会医疗保险 social medical insurance 10.120

社会依赖性 social dependence 09.119

社区 community 01.005

社区参与 community participation 01.010

* 社区干预项目 community intervention program, CIP 06.074

社区护理 community care 07.001

社区护士 community nurse 01.026

社区获得性肺炎 community acquired pneumonia 02.109

社区急救 community first aid 03.053

社区健康促进 community health promotion 09.108

社区健康档案 community health file 01.081

社区健康教育 community health education 09.107

社区康复 community-based rehabilitation, CBR 05.002

社区试验 community trial 06.074

社区卫生 community health 01.006

社区卫生服务 community health service 01.007

社区卫生服务风险 risk of community health service 10.052

社区卫生服务管理 community health service management 10.002

社区卫生服务全面质量管理 total quality management of community health service 10.045

社区卫生服务适宜技术 appropriate technology for community health service 01.054

社区卫生服务信息 community health service information 10.067

社区卫生服务信息管理系统 information management system of community health service 10.071

社区卫生服务站 community health station 01.012

社区卫生服务质量 community health service quality 10.041

社区卫生服务质量管理 quality management of community health service 10.043

社区卫生服务中心 community health center 01.011

社区卫生服务组织体系 organization system of community health service 10.030

社区卫生信息 community health information 10.068

社区卫生诊断 community health diagnosis 01.008

社区医生 community doctor 01.016

伸展运动 extensional movement 08.153

身份识别码 identification number 04.038

身高别体重 weight for height, WFH 08.122

* 身高胸围指数 chest-stature index 08.116

身高预测 predicted height, expectant height 08.114

深入访谈 in-depth interview 09.083

* 神经发育疗法 neurodevelopment therapy 05.142

神经功能重塑 neuroplasticity 05.042

神经肌肉促进技术 neuromuscular development technique 05.142

神经源性膀胱 neurogenic bladder 05.159

神经源直肠 neurogenic rectum 05.162

肾癌 renal carcinoma 02.210

肾小球肾炎 glomerulonephritis, GN 02.208

肾盂肾炎 pyelonephritis 02.207

生存率 survival rate 06.175

生理紧张指数 physiological stress index 08.012

* 生理年龄 physiological age 08.112

生理性黄疸 physiologic jaundice 08.090

生理性体重下降 physiological weight loss 08.087

生理依赖性 physiological dependence 09.117

生命档案记录 life record 04.041

* 生命全程健康管理 life span health management 01.009

生命体征 vital sign 02.039

生命周期健康管理 lifecycle health management 01.009

生物反馈疗法 biofeedback therapy 05.157

生物学死亡 biological death 03.005

生长发育 growth and development 08.124

生长发育偏离 growth and development deviation 02.251

生长徒增 spurt of growth 08.113

生殖健康 reproductive health 08.025

生殖健康促进 reproductive health promotion 08.026

失读症 alexia 05.105

失访　loss to follow-up　09.100

失眠　insomnia, wakefulness, agrypnia　02.033

失认症　agnosia　05.096

失神发作　absence seizure　02.290

失写症　agraphia　05.106

失用症　apraxia　05.097

失语症　aphasia　05.102

失张力发作　atonic seizure　02.291

* 湿啰音　moist rale　02.053

湿疹　eczema　02.283

时段式转诊　interval referral　04.086

时间因素　time factor　09.098

实时健康监测　real-time health monitoring　08.006

实验室检查　laboratory examination　04.065

食管癌　esophageal carcinoma　02.147

食品交换份　food exchange　02.197

食物不耐受　food intolerance　08.149

食物过敏　food allergy　08.150

* 食物结构　dietary pattern　08.137

食物纤维　food fiber　08.146

食物中毒　food poisoning　02.072

世界全科医师组织　World Organization of National
　Colleges, Academies and Academic Associations of
　General Practitioners, WONCA　01.101

市场营销　marketing　10.080

示范疗法　modeling therapy　09.055

视力　vision　08.095

视力保护　vision protection　08.097

试探型问题　probing question　09.078

试验饮食　test diet　07.085

室上性心动过速　supraventricular tachycardia　02.140

* 室速　ventricular tachycardia　03.030

室性心动过速　ventricular tachycardia　03.030

嗜睡　lethargy　02.032

收入收益率　income profit rate　10.092

收缩压　systolic pressure　02.044

手术史　operation history　04.008

首诊服务　first contact service　01.035

首诊医生　first contact doctor　01.022

寿命表　life table　06.140

受众　audience　09.071

舒张压　diastolic pressure　02.045

输血史　history of blood transfusion　04.010

输液微粒　infusion particle　07.127

数值变量　numerical variable　06.094

双手托颌法　jaw-thrust　03.014

双相波形除颤器　biphasic waveform defibrillator
　03.025

双向转诊　two-way referral　01.077

水平视角　horizontal visual angel　08.106

水肿　edema　02.004

睡眠呼吸暂停综合征　sleep apnea syndrome, SAS
　02.118

顺应性　compliance　01.063

思维贫乏　poverty of thought　02.307

思维破裂　spliting of thought, fragmentation of thinking
　02.308

思维松散　looseness of thinking　02.306

思想教育方法　ideological education approach
　10.010

死亡　death　03.002

* 死亡率　mortality rate　06.163

死亡证明　death certificate　04.105

死亡专率　specific death rate　06.164

死因别死亡率　cause-specific death rate　06.168

死因构成　proportion of dying of specific cause
　06.169

死因顺位　cause of death cis-position　06.170

四级医疗事故　level four medical negligence　10.029

宿主　host　06.024

算术平均数　arithmetic mean　06.125

随访　follow-up visit　04.121

随机案例分析　random case analysis　04.051

随机测量误差　error of random measurement　06.116

随机对照试验　randomized controlled trial, RCT
　06.072

随机血糖　random blood glucose　02.182

随时消毒　concomitant disinfection　06.045

缩唇呼吸训练　pursed-lip breathing training　05.127

T

踏步器　bicycle trainer　05.192

胎动　fetal movement　08.040

胎儿保健　fetal health care　08.074

胎儿监护　fetal monitoring　08.042

胎盘早剥　placental abruption　08.044

抬头举颏法　chin lift　03.013

态度　attitude　09.090

痰常规标本　routine sputum specimen　07.146

痰培养标本　sputum culture specimen　07.147

探测　surveying　09.058

糖化血红蛋白　glycosylated hemoglobin, HbA1c
　02.185

糖耐量减低　impaired glucose tolerance, IGT　02.184

糖尿病　diabetes mellitus, DM　02.176

糖尿病患者规范管理率　standard management rate of
　diabetic patient　06.197

糖尿病患者健康管理率　health management rate of
　diabetic patient　06.196

糖尿病昏迷　diabetic coma　03.065

糖尿病酮症酸中毒　diabetic ketoacidosis, DKA
　02.188

糖尿病性视网膜病变　diabetic retinopathy　02.191

糖尿病足　diabetic foot　02.190

特定团队　*ad hoc* team　01.030

特发性血小板减少性紫癜　idiopathic thrombocyto-
　penic purpura, ITP　02.166

特殊营养　special nutrition　08.142

特异度　specificity　06.184

特异质反应　idiosyncratic reaction　02.286

提示因素　cues to action　09.029

体格检查　physical examination　04.064

体格生长　physical growth　08.126

体位引流　postural drainage　07.078

体温　body temperature　02.040

体型图　physical profile　08.115

体征　sign　04.062

* 体质量指数　body mass index, BMI　02.192

体重指数　body mass index, BMI　02.192

条形图　bar chart　06.143

* 调节性近视　accommodative myopia　02.263

听力减退　hearing loss, hyperacusis, dysacusis　02.272

听力筛查　hearing screening　08.099

同质性　homogeneity　06.096

统计表　statistical table　06.141

统计图　statistical chart　06.142

桶状胸　barrel chest　02.050

痛风　gout　02.206

痛经　dysmenorrhea　02.240

头低足高位　Trendelenburg position　07.035

头高足低位　dorsal elevated position　07.036

头脑风暴法　brainstorming method　09.095

头痛　headache　02.029

头围　head circumference　08.077

突发公共卫生事件　emergency public health event
　06.013

徒手肌力评定　manual muscle strength assesment,
　MMT　05.050

徒手肌力评定分级　MMT grading　05.051

团队合作　team work　01.027

团队模式康复　team mode rehabilitation　05.024

推论　inference　04.049

臀大肌步态　gluteus maximus gait　05.086

臀围　hip circumference　08.078

臀中肌步态　gluteus medius gait　05.087

脱敏疗法　desensitization therapy　09.053

W

外部质控　external quality control　09.097

外对照　external control　06.058

外伤史　history of injury, traumatic history　04.009

外源性感染　exogenous infection　06.049

完全性尿失禁　complete urinary incontinence　07.102

* 顽固性高血压　refractory hypertension　02.145

* 晚期妊娠　late pregnancy　08.039

危害健康行为　health-risky behavior　09.016

危机干预　crisis intervention　01.096

危险度特征分析　analysis of risk characteristic
　08.007

危险因素　risk factor　06.077

微波消毒灭菌法　microwave disinfection and steriliza-
　tion　07.060

微量蛋白尿　microalbuminuria, MA　02.024

微量元素　trace element　08.145

* 围绝经期综合征　perimenopausal syndrome
　08.066

围生保健　perinatal care　08.034

* 围生期传播　perinatal transmission　06.032

违拗症　negativism　02.304

维持阶段　maintenance stage　09.043

维恩图　Venn diagram　04.095

维生素 D 缺乏性佝偻病　vitamin D deficiency rickets　02.252

维生素缺乏症　hypovitaminosis, avitaminosis, vitamin deficiency　02.198

维生素 A 缺乏症　vitamin A deficiency　02.199

维生素 C 缺乏症　vitamin C deficiency　02.201

维生素 D 缺乏症　vitamin D deficiency　02.204

卫生保健　health care　01.003

卫生标准　health standard　10.018

卫生地方规章　local health rule　10.021

卫生法律　health law　10.015

卫生费用　health expenditure　10.085

卫生服务公平性　equity in health service　01.052

卫生服务适宜性　health service appropriateness　01.053

卫生服务需求　health service demand　01.083

卫生服务需要　health care need　01.082

卫生技术操作规程　health technological operation rule　10.020

卫生技术规范　health technological specification　10.019

卫生技术准入制度　admittance system of sanitary technique　10.023

卫生监督所　Institute of Public Health Supervision　06.090

卫生行政法规　health administrative law and regulation　10.016

卫生行政规章　health administrative rule　10.017

卫生宣传　health propaganda　09.005

卫生政策　health policy　10.013

* 未成熟儿　premature infant　08.075

未分化性疾患　undifferentiated illness　04.004

胃癌　gastric carcinoma　02.152

温水擦浴　tepid sponge bath　07.133

文娱疗法　recreation therapy　05.140

问题案例分析　problem case analysis　04.052

问诊　inquiry　04.055

握持反射　grasp reflex　08.091

握力计　hand dynamometer　05.190

渥太华宣言　Ottawa Charter of Health Promotion　09.003

无打算阶段　pre-contemplation stage　09.039

无菌技术　aseptic technique　07.067

五岁以下儿童死亡率　child mortality rate under age five　06.173

五星级医生　"five-star" doctor　01.019

戊型肝炎　hepatitis E　02.071

物理疗法　physical therapy　05.012

物理消毒灭菌法　physical disinfection and sterilization　07.052

物理治疗师　physical therapist, PT　05.027

误差　error　06.114

* 误诊率　misdiagnosis rate　06.186

X

吸入给药　inhalat administration　07.123

吸吮反射　sucking reflex　08.081

吸痰法　aspiration of sputum　07.079

吸氧　oxygen inhalation　03.046

* 矽肺　silicosis　02.107

膝胸卧位　knee-chest position　07.037

系统抽样　systematic sampling　06.107

系统误差　systematic error　06.115

系统性红斑狼疮　systemic lupus erythematosus, SLE　02.218

系统性思维　systemic thinking　04.047

细菌性痢疾　bacillary dysentery　02.075

下肢静脉曲张　varix of lower limb　02.232

先天性免疫缺陷病　congenital immunodeficiency disease　02.102

先天性心血管病　congenital cardiovascular disease　02.134

* 先心病　congenital cardiovascular disease　02.134

纤维囊性乳腺病　fibrocystic breast disease　02.229

显性质量　explicit quality　10.047

* 显著性检验　hypothesis testing　06.132

现场试验　field trial　06.066

现金比率　cash rate　10.091

现况研究　status quo study　06.068

线图　line chart　06.146

线性相关　linear correlation　06.135

* 霰粒肿　chalazion　02.261

乡村医生　village doctor　01.021

* 相对死亡比　proportion of dying of specific cause　06.169

相对优势　relative advantage　09.045

相关　correlation　06.134

相容性　compatibility　09.046

向心收缩　concentric contraction　05.120

向心性肥胖　central obesity　02.193

项目管理　project management　10.074

项目环境评价　project environment evaluation　10.078

项目目标评价　project objective evaluation　10.076

项目实施评价　project formative evaluation　10.079

项目效应评价　project effectiveness evaluation　10.075

项目应用评价　project utilization evaluation　10.077

消毒　disinfection　06.042

消化性溃疡　peptic ulcer　02.149

消极性反馈　negative feedback　09.076

消瘦　emaciation　02.038

小儿肺炎　infantile pneumonia　02.254

12 小时尿标本　12-hour urine specimen　07.140

24 小时尿标本　24-hour urine specimen　07.141

24 小时痰标本　24-hour sputum specimen　07.148

小组制护理　team nursing　07.006

效度　validity　06.182

效果指数　index of effectiveness　06.180

* 歇斯底里　hysteria　02.299

协调功能　coordination function　05.065

协调性照顾　coordinated care　01.050

协调训练　coordination training　05.135

协调运动障碍　coordination dysfunction　05.068

协同肌　synergist　05.045

斜床　tilting bed　05.201

心泵学说　cardiac pump theory　03.019

心电图运动试验　electrocardiogram exercise test　05.070

心房颤动与心房扑动　atrial fibrillation and atrial flutter　02.138

心肺复苏　cardiopulmonary resuscitation, CPR　03.007

心肺复苏机　cardiopulmonary resuscitator　03.027

心功能不全　cardiac insufficiency　02.142

心肌病　cardiomyopathy　02.126

心肌炎　myocarditis　02.125

心悸　palpitation, cardiopalmus, tremor cordis　02.008

心绞痛　angina pectoris　02.132

* 心理发育　psychological development　08.021

心理发展　psychological development　08.021

心理干预　psychological intervention　08.016

心理健康　mental health　08.017

心理康复　psychological rehabilitation　05.008

* 心理疗法　psychotherapy　05.005

心理评估　psychological assessment　08.018

心理疏导　psychological counselling　05.007

心理障碍　mental disorder　02.313

心理支持　psychological support　05.006

心理治疗　psychotherapy　05.005

心理咨询　psychological counselling　08.015

心力衰竭　heart failure　03.041

心力衰竭康复　rehabilitation of heart failure　05.176

心率–血压乘积　rate-pressure product, RPP　05.074

心身疾病　psychosomatic disease　08.019

* 心衰　heart failure　03.041

* 心衰康复　rehabilitation of heart failure　05.176

心音　heart sound　02.051

心脏按压　cardiac compression, heart massage　03.017

心脏瓣膜疾病　valvular heart disease　02.128

心脏停搏　cardiac arrest　03.015

心脏杂音　cardiac murmur, heart murmur　02.052

新发传染病　emerging infectious disease　06.010

新生儿　newborn　08.076

新生儿贫血　neonatal anemia　08.089

新生儿破伤风　neonatal tetanus　02.092

新生儿死亡率　neonatal mortality rate　06.171

新生儿窒息　neonatal asphyxia　08.082

新型农村合作医疗制度　new rural cooperative medical system　10.127

囟门　fontanelle　08.083

信度　reliability　06.181

信念　belief　09.089

信息反馈　information feedback　10.073

信息检索　information retrieval　10.072

兴奋状态　excitatory state　02.301

猩红热　scarlet fever　02.086

行动阶段　action stage　09.042
行为改变阶段　stage of behavior change　09.038
行为干预　behavior intervention　09.051
行为矫正　behavior modification　09.052
行为结果评价　evaluation of behavior outcome　09.032
行为疗法　behavior therapy　05.011
行为流行病学　behavioral epidemiology　06.005
行为目标　behavioral objective　09.093
行为能力　behavioral competence　08.022
行为信念　behavioral belief　09.031
行为障碍　behavior disorder　02.300
形成阶段　formative period　09.115
形态发育　morphological development　08.119
* 1 型糖尿病　type 1 diabetes mellitus　02.177
* 2 型糖尿病　type 2 diabetes mellitus　02.178
性传播疾病　sexually transmitted disease, STD　02.095
性发育　sexual development　08.102
性早熟　sexual precosity　02.256
胸部叩击法　chest percussion　07.077
胸痛　chest pain　02.007
休克　shock　03.031
休克体位　shock position　03.058
* 休克卧位　supine shock position　07.030
修购基金　purchasing and repairing fund　10.105
需方控制　demander control　10.124
需求评价　need assessment　01.084

续发率　secondary attack rate, SAR　06.155
* 癣　tinea　02.280
眩晕　vertigo　02.030
学生健康检测　student's health surveillance　08.103
学习困难　difficulty of learning　08.134
学校人际环境　school interpersonal environment　09.104
学校卫生服务　school health care　09.103
学校卫生社会环境　social environment of school hygiene　09.102
学校物质环境　school material environment　09.105
雪球抽样　snowball sampling　06.113
血尿　hematuria　02.022
血培养标本　blood culture specimen　07.152
血气分析　blood gas analysis　07.153
血清标本　serum specimen　07.151
血胸　hemothorax　03.061
血压　blood pressure　02.042
血脂异常　dyslipidemia　02.172
熏蒸消毒法　fumigation disinfection　07.063
荨麻疹　urticaria　02.285
循证临床指南　evidence-based guideline　04.100
循证卫生管理　evidence-based health management　10.012
循证卫生决策　evidence-based decision making in health care　06.007
循证医学　evidence-based medicine, EBM　04.112

Y

压疮　pressure sore　07.050
压力疗法　pressure therapy　05.141
压力性尿失禁　stress incontinence　07.100
压力蒸汽灭菌法　pressure steam sterilization　07.056
* 鸭步　duck gait　05.087
[牙]龈炎　gingivitis　02.269
牙周病　periodontal disease　02.270
亚极量运动　submaximal exercise　05.111
亚急性疾病　subacute disease　04.074
咽拭子标本　throat swab specimen　07.149
咽炎　pharyngitis　02.277
烟草成瘾　tobacco addiction　02.315
烟酸缺乏症　nicotinic acid deficiency　02.203

言语疗法　speech therapy　05.014
言语治疗师　speech therapist, ST　05.029
研究对象　subject investigated　06.064
眼保健操　eye exercise　08.098
眼内给药　intraocular administration　07.114
厌恶疗法　aversive therapy　09.054
羊水过多　polyhydramnios　08.047
羊水过少　oligohydramnios　08.048
* 仰角　elevation　08.105
仰卧位　supine position　07.027
仰卧中凹位　supine shock position　07.030
* 氧疗　oxygen therapy　07.080
氧气疗法　oxygen therapy　07.080

氧气雾化吸入法　oxygen atomization inhalation　07.125

样本　sample　06.099

样本量　sample size　06.100

腰痛　lumbago, lumbar pain　02.021

腰椎牵引　lumbar traction　05.146

药品收入　medicine income　10.108

药物不良反应　adverse drug reaction, ADR　02.287

药物处方　drug prescription　04.083

药物利用评价　drug utilization review　04.084

* 药物性皮炎　dermatitis medicamentosa　02.284

药疹　drug eruption　02.284

要素饮食　elemental diet　07.097

业务收入增长率　growth rate of business income　10.097

夜惊　night terror　08.088

一级目标人群　primary target population　06.061

一级医疗事故　level one medical negligence　10.026

一岁儿童免疫接种率　immunization rate of infant　06.176

一体化卫生服务　integrated health service　01.037

医患沟通　doctor-patient communication　01.065

医患关系　doctor-patient relationship　01.064

医疗服务质量　medical service quality　10.040

医疗纠纷　medical dispute　10.024

医疗事故　medical negligence　10.025

医疗收入　medical income　10.107

医疗收支明细表　medical revenue and expenditure list　10.089

医疗体操　medical gymnasium　05.139

医疗执业　professional practice of medical　01.045

医务社会工作　medical social work　01.091

医务社会工作者　medical social worker　01.092

医学康复　medical rehabilitation　05.020

医学模式　medical model　01.041

医学目的　goal of medicine　01.044

医学哲学　philosophy of medicine　04.046

医源性传播　nosocomial transmission　06.047

医源性疾病　iatrogenic disease　04.104

医院获得性肺炎　hospital acquired pneumonia　02.110

医院健康促进　hospital health promotion　09.110

医院健康教育　hospital health education　09.109

医院全科医疗科　general practice department in hospi-tal　01.013

医院社会服务部　department of social service in hospital　01.014

医院社会工作　hospital social work　01.096

* 医院社会工作部　department of social service in hospital　01.014

依赖综合征　dependence syndrome　09.116

胰岛素依赖型糖尿病　insulin-dependent diabetes mellitus　02.177

胰腺癌　pancreatic carcinoma　02.157

移动性浊音　shifting dullness　02.058

移情　empathy　04.013

遗传流行病学　genetic epidemiology　06.003

遗传咨询　genetic counselling　04.117

遗尿　enuresis　08.133

* 乙脑　epidemic encephalitis type B　02.089

乙型肝炎　hepatitis B　02.068

以患者为中心的服务　patient-centered care　01.043

以疾病为中心的服务　disease-centered care　01.042

异位妊娠　ectopic pregnancy　08.041

抑郁[症]　depression　02.298

抑制状态　inhibitory state　02.302

* 疫点　epidemic spot　06.022

疫苗　vaccine　06.039

* 疫区　epidemic area　06.022

疫源地　epidemic focus　06.022

疫源地消毒　disinfection of epidemic focus　06.044

意识　consciousness　02.035

意识障碍　consciousness disorder　02.036

* 意外妊娠　unintended pregnancy　08.060

意志缺失　abulia　02.309

癔症　hysteria　02.299

阴道给药　intravaginal administration　07.116

阴道镜检查　colposcopy　08.050

隐匿性疾病　latent disease　04.005

隐性质量　implicit quality　10.048

* 婴儿按摩　infant massage　08.093

婴儿抚触　infant touch　08.093

婴儿腹泻　infantile diarrhea　02.253

婴儿死亡率　infant mortality rate, IMR　06.172

* 婴儿萎缩症　infantile atrophy inanition athrepsia　08.130

营养不良　malnutrition　08.129

营养不良性消瘦　nutritional marasmus　08.130

营养调查　nutritional survey　08.138
营养监测　nutrition surveillance　08.147
营养失调　nutritional disorder　08.148
营养素需要量　nutrient requirement　08.140
应激试验　stress test　05.069
应诊　consultation　04.016
应诊持续时间　duration of consultation　04.018
拥抱反射　embrace reflex　08.092
优生　eugenics　08.024
有效咳嗽法　effective cough　07.076
有效率　effective rate　06.177
有氧训练　aerobic training　05.124
诱导阶段　induction period　09.114
* 诱导型问题　tendentious question　09.079
育龄妇女　woman of child-bearing age　08.058
预防风险　preventing risk　10.061
预防接种　vaccination　06.036
预防性创新　preventive innovation　09.050
预防性家庭访视　home visit for preventive care
　07.019
预防性消毒　preventive disinfection　06.043
预防医学　preventive medicine　06.001
预警行为　warning behavior　09.017
预算　budget　10.099
预约系统　appointment system　04.015

原动肌　agonist　05.043
原发性残疾　primary disability　05.039
原发性肝癌　primary hepatic carcinoma　02.159
原发性高血压　essential hypertension　02.143
原发性支气管肺癌　primary bronchogenic carcinoma
　02.117
* 圆图　pie chart　06.145
远视[眼]　hyperopia　02.264
* 院外急救　community first aid　03.053
约束带　restraint　07.040
月经　menstruation　08.030
晕厥　syncope　02.031
孕产妇保健　maternity care　04.029
孕产妇死亡率　maternal mortality rate, MMR　06.174
孕龄　gestational age　08.053
孕前保健　pregestational care　08.035
孕晚期　late pregnancy　08.039
孕早期　early pregnancy　08.037
孕中期　pregnant metaphase　08.038
运动　motion　05.049
运动处方　exercise prescription　05.108
运动强度　exercise intensity　05.109
运动性失用症　motor apraxia　05.098
运动训练　exercise training　05.107

Z

灾害医学　disaster medicine　03.047
暂时性健康问题　temporary health problem　04.003
* 早搏　extrasystole　02.139
早产儿　preterm infant　08.075
* 早期妊娠　early pregnancy　08.037
造口袋　stoma bag　07.159
造口护理　stoma care　07.155
造口栓　stoma embolism　07.158
造口治疗师　stoma therapist　07.156
责任制护理　primary nursing　07.005
站立架　standing frame　05.194
* 站立期　stance phase　05.081
照顾阶段　stage of care　04.022
诊次成本　cost accounting per visit　10.110
诊断　diagnosis　04.067
诊断标准　diagnosis criteria　04.068

诊断聚类　diagnosis clustering　04.070
诊断类别　diagnosis category　04.071
诊断索引　diagnosis index　04.069
诊室血压　clinical blood pressure　02.146
* 震颤麻痹　shaking palsy　02.293
整群抽样　cluster sampling　06.109
整体护理　holistic nursing　07.002
正态分布　normal distribution　06.131
正相关　positive correlation　06.136
政策执行　policy implementation　10.014
症状　symptom　04.060
* 支撑期　stance phase　05.081
支撑器　supporter　05.189
支撑相　stance phase　05.081
支持性照顾　supportive care　04.080
支气管扩张[症]　bronchiectasis　02.114

(R-5064.31)

ISBN 978-7-03-042214-9

定　价：150.00元